中華古籍保護計劃

ZHONG HUA GU JI BAO HU JI HUA CHENG GUO

·成果·

中華醫藏

第三編

叢書卷

正誼堂醫書九種

（清）王廷鈺 撰編

《中華醫藏》編委會 編

江凌圳 主編

國家圖書館出版社

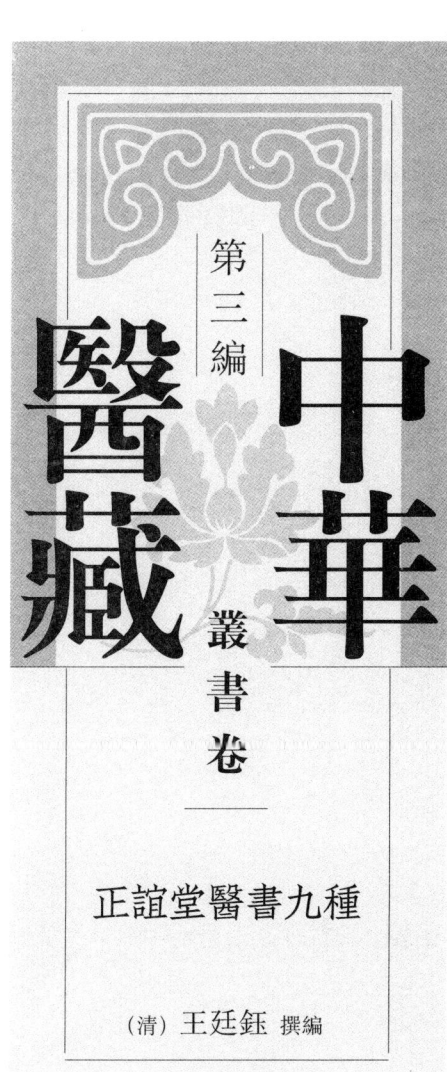

圖書在版編目(CIP)數據

正誼堂醫書九種/(清)王廷鈺撰編;《中華醫藏》編委會編;江凌圳主編. 北京:國家圖書館出版社,2024.10. --(中華醫藏·第三編·叢書卷). --ISBN 978-7-5013-8210-1

Ⅰ. R2-52

中國國家版本館 CIP 數據核字第 2024WK2456 號

書　　名　正誼堂醫書九種
著　　者　(清)王廷鈺 撰編
叢 書 名　中華醫藏·第三編·叢書卷
著　　者　《中華醫藏》編委會 編　江凌圳 主編
項目統籌　殷夢霞
責任編輯　張愛芳　靳　諾　宋紅垚
編　　務　湯紅霞
封面設計　敬人書籍設計工作室

出版發行　國家圖書館出版社(北京市西城區文津街7號　100034)
(原書目文獻出版社　北京圖書館出版社)
010-66114536　63802249　nlcpress@nlc.cn(郵購)
網　　址　http://www.nlcpress.com
印　　裝　北京金康利印刷有限公司
版次印次　2024年10月第1版　2024年10月第1次印刷

開　　本　787×1092　1/16
印　　張　35.5
書　　號　ISBN 978-7-5013-8210-1
定　　價　800.00圓

《中華醫藏》規劃指導委員會　編纂委員會

專家委員會人員名單（二〇一二年）

規劃指導委員會

主任委員：蔡　武　王國强

副主任委員：楊志今　周和平　李大寧

委　　員：趙　雯　于　群　劉小琴　詹福瑞　蘇　國　石鵬建　閆　金　王　居

孫光奇　裴　飈　段　勇　王　煉　桑濱生　李　昱　晋保平

規劃指導委員會辦公室

主　　任：劉小琴

副　主　任：張志清　李　昱

成　　員：尹壽松　王思成　崔　蒙　柳長華　王振國

編纂委員會

主任委員：周和平　李大寧　張伯禮

副主任委員：劉小琴　李　昱　張志清

委　　員（按姓氏筆畫排序）：

王旭東　王苣生　王振國　王國辰　方自金　邢玉瑞　伊廣謙　多吉卓嘎

李秀明　李國慶　李鴻濤　吴　格　吴元豐　沈乃文　林世田　孟慶雲

胡旺林　柳長華　段逸山　徐　蜀　徐憶農　高文柱　郭又陵　陳先行

陳其廣　陳荔京　陳紅彦　黄建明　黄潤華　黄龍祥　崔　蒙　許逸民

張志斌　張華敏　達力扎布　董洪利　楊成凱　裘　儉　鄭金生　歐陽兵

魯兆麟　諸國本　潘桂娟　薛清禄　錢超塵　嚴世芸　嚴季瀾　羅　琳

編纂委員會辦公室

主　　任：張志清　劉保延

副 主 任：尹壽松　王思成　陳荔京　崔　蒙

成　　員（按姓氏筆畫排序）：

王紅蕾　李鴻濤　張華敏　楊照坤　裘　儉

專家委員會

顧　問：傅熹年　丁　瑜　王　堯　安平秋

主任委員：李致忠　王永炎

副主任委員：曹洪欣

委　員（按姓氏筆畫排序）：

王玉川　石學敏　史金波　白化文　朱良春　朱鳳瀚　李今庸　李經緯

余瀛鰲　馬繼興　陸廣莘　陳可冀　張燦玾　程毅中　路志正　鄧鐵濤

注：《中華醫藏》規劃指導委員會、編纂委員會、專家委員會人員名單據二〇一二年八月文化部、國家中醫藥管理局『關於成立《中華醫藏》規劃指導委員會、《中華醫藏》編纂委員會、《中華醫藏》專家委員會的通知』（文公共函〔二〇一二〕一五八五號）

《中華醫藏》規劃指導委員會　編纂委員會
專家委員會人員名單（二〇二二年）

規劃指導委員會

主任委員：胡和平　余艷紅　于文明
副主任委員：張　旭　熊遠明　王志勇
委　　員：馬秦臨　李　宏　陳彬斌　張志清　唐愛華　孫志誠　王新祥　王啓明
　　　　　王小龍　張劍輝　羅　静　崔建民　王思成　劉群峰　李　昱　陳榕虎

規劃指導委員會辦公室

主　　任：陳彬斌　李　昱
副 主 任：張志清　陳榕虎
成　　員：湯　琳　邱　岳　賀曉路　李海燕　蕭永芝　王振國

編纂委員會辦公室

主　　任：張志清　唐旭東

副 主 任：湯　琳　邱　岳　蘇品紅　李海燕

蕭永芝　王振國　魏　崇

成　　員（按姓氏筆畫排序）：

王　沛　王　鵬　王春燕　王映輝　王紅蕾　李　辰　李　兵　李　萌

李雨欣　李鴻濤　佟　琳　宋咏梅　范　磊　周　揚　洪　琰　陳　聰

陳廣坤　張　磊　張效霞　張偉娜　張愛芳　張豐聰　葛　政　賀曉路

楊照坤　趙文友　臧守虎　劉更生　儲戟農

專家委員會

顧　問：傅熹年　丁　瑜　王　堯　安平秋

主任委員：周和平　李致忠　王永炎

副主任委員：曹洪欣

委　員（按姓氏筆畫排序）：

于智敏　王　琦　王玉川　王旭東　王莒生　王振國　王國辰　石學敏
史金波　白化文　仝小林　邢玉瑞　朱良春　朱鳳瀚　伊廣謙　李大寧
李今庸　李秀明　李宗友　李經緯　李鴻濤　余瀛鰲　沈澍農　武繼彪
孟慶雲　胡曉峰　柳長華　段逸山　馬繼興　高文柱　陸廣莘　陳可冀
陳其廣　黃龍祥　崔　蒙　張如青　張志斌　張華敏　張瑞賢　張燦玾
萬　芳　董洪利　程毅中　焦振廉　楊成凱　楊金萍　裘　儉　甄　艷
路志正　趙京生　臧守虎　鄭金生　鄧鐵濤　魯兆麟　劉保延　劉時覺
諸國本　潘桂娟　薛清禄　錢超塵　嚴世芸　嚴季瀾

注：《中華醫藏》規劃指導委員會、編纂委員會、專家委員會人員名單據二〇二二年六月文化和旅游部、國家中醫藥管理局『關於調整《中華醫藏》規劃指導委員會、編纂委員會、專家委員會的通知』（文旅公共發〔二〇二二〕六八號）

前言

中醫藥是中華民族的偉大創造，是包括我國漢族和少數民族醫藥在内的各民族醫藥的統稱，具有悠久的歷史傳統、獨特的理論體系和豐富的技術方法，反映了中華民族對自然、生命、健康和疾病的認識，是我國獨具特色優勢的衛生、經濟、科技、文化和生態資源，具有科學和人文雙重屬性。中醫藥古籍承載着中華民族特有的精神價值、思想智慧和生命健康知識，藴含着豐富而寶貴的原創思維、獨特理論和實踐經驗，是養生保健、防病治病理論與方法的寶藏，更是中醫藥科技創新和學術進步的源泉。發掘、整理、保護和利用中醫藥古籍，不僅是弘揚中華優秀傳統文化的重要舉措，也是傳承中醫藥學術精華、促進中醫藥原始創新的必由路徑。

毛澤東同志指出：『中國醫藥學是一個偉大的寶庫，應當努力發掘，加以提高。』在黨和政府的大力支持與推動下，我國持續開展了中醫藥古籍普查、整理和研究工作。1954年11月，《中共中央批轉中央文委黨組關於改進中醫工作問題的報告》中提出，『整理出版中醫書籍：出版中醫中藥書籍，包括整理、編輯和翻印古典的和近代的醫書』，係中央對中醫藥古籍工作的首次指示，對推動中醫藥古籍工作起到了重要作用。《1963—1972年科學技術發展規劃綱要》將『整理和注解歷代中醫名著』列爲工作任務，中醫藥古籍工作首次被納入國家規劃。爲落實全國《古籍整理出版規劃（1982—1990）》，自1982年起，原衛生部先後下達了二百餘種中醫藥古籍整理研究任務，整理出版了一批經典中醫藥古籍。2005年，財政部設立專項，實施了『中醫古籍搶救工程』。2010年，財政部支持國家中醫藥管理局實施公共衛生專項資金項目『中醫藥古籍保護與利用能力建設』，成果彙成《中國古醫籍整理叢書》陸續出版。同時，在有關部門的推動下，國家圖書館（國家古籍保護中心）、中國中醫科學院中醫藥信息研究所（全國中醫行業古籍保護中心）組織全國專家學者開展了大量調研工作，從一萬三千餘種中醫藥古籍中遴選古籍元典二千二百八十九種，初步形成了《中華醫藏》選目；在進行全國古籍普查的基礎上推進中醫藥古籍普查，編纂中醫藥古籍普查登記目錄，進一步理清了中醫藥古籍的存世狀况。這些工作的開展，使得中醫藥古籍保護、整理和研究工作薪火相傳，延續至今。

習近平總書記指出，『中醫藥學是中國古代科學的瑰寶，也是打開中華文明寶庫的鑰匙』，强調要『切實把中醫藥這一祖先留給我們的寶貴財富繼承好、發展好、利用好』。黨的十八大以來，歷久而彌新的中醫藥學迎來了天時、地利、人和的歷史發展機遇，中醫藥古籍工作得到前所未有的重視和加强。2019年，《中共中央 國務院關於促進中醫藥傳承創新發展的意見》提出『挖掘和傳承中醫藥寶庫中的精華精髓。加强典籍研究利用，編撰《中華醫藏》』。2022年，中共中央辦公廳、國務院辦公廳印發的《關於推進新時代古籍工作的意見》，提出『梳理挖掘古典醫籍精華，推動中醫藥傳承創新發展，增進人民健康福祉』。系統總結、整理、挖掘中醫藥古籍資源，夯實中醫藥學進一步發展的理論基礎，促進中醫藥傳承創新發展，努力保障人民身心健康，增進社會福祉，成爲行業期待、社會所需和時代召喚。

爲此，在全國古籍普查工作已取得重大成果的今天，去粗取精，去僞存真，將中醫藥古籍的元典和精華萃爲一編尤爲重要，是一項强固中醫藥傳承創新發展大厦基石的偉大工程。

2018年，財政部正式將《中華醫藏》列入『中華古籍保護計劃』立項資助，由文化和旅游部牽頭，國家中醫藥管理局組織推進，國家圖書館（國家古籍保護中心）、中國中醫科學院中醫藥信息研究所（全國中醫行業古籍保護中心）具體實施。全國二十八家單位、三十四個課題組、近千名專家學者參與，國内外二百餘家古籍館藏機構支持項目實施。

《中華醫藏》是集保存、研究、利用爲一體的中醫藥古籍再生性保護項目。萃取精華、呈現元典，與部次流别、提要鈎玄是這套大型叢書的兩項核心工作，同時致力於推動中醫藥古籍的學術研究與資源開放共享。一方面通過深入細緻的目録學研究和全面實地考察，收録涵蓋中醫藥經典著作、各學科領域源頭性與代表性著作、歷代醫藥名家名著等，所選版本力求最精，采用『編』『類』相結合的方式，集成編纂，以先進的技術手段影印出版，使得珍貴醫籍化身千百，分藏各地，用之當代，垂之後世，架起中醫藥古籍保護和利用的橋梁。另一方面通過『辨章學術，考鏡源流』，形成每一類目的『類序』和每一書目的『提要』，可以爲科學研究提供豐富的文獻基礎，爲文化、教育和相關産業提供系統便捷的研究資料，爲臨床實踐、養生保健提供寶貴的經驗，使後世學者能『即類求書，因書究學』，真正做到『人守其學，學守其書，書守其類』。

《中華醫藏》是國家重大文化工程，是中醫學傳承創新發展的基礎性學術巨著，也是盛世修典的重要體現。《中華醫藏》之『藏』是中國古代醫學典籍之『藏』，不僅是中醫藥古籍文獻的系統彙集和影印出版，更是嚴謹的學術研究和體系創新；既是對存世重要古典醫籍的集結彙總和分類編次，也是對中醫藥學術發展史的一次系統梳理，是歷代傳世醫藥文獻系統研究整理的最新成果。通過遴選編修、影印出版，引領具有版本價值、學術價值和臨床價值的珍貴典籍走出秘閣、服務社會，昭示先賢智慧，傳承醫統正脉，引導原始創新，保護原創權益，爲後世留下一座恢宏而實用的寶庫，意義和價值重大，必將爲加快構建中國特色、中國風格、中國氣派的中醫藥學科體系、學術體系和話語體系，爲中華文明的偉大復興做出更大的貢獻！

編纂一部賅括古今、薈萃百家、涵蓋各科，全面反映中醫藥學發展歷程和成就的大型醫學叢書，是幾代中醫藥學人的夢想。在《中華醫藏》的編纂過程中，全體同仁群策群力，同心同德，不畏艱難，奔走於全國各地，搜采秘本佳籍。同時，該項目得到了社會各界的廣泛支持，許多專家不顧年高事繁，事必躬親，爲項目實施建言獻策、保駕護航。值此《中華醫藏》出版之際，謹對財政部、文化和旅游部、國家中醫藥管理局、中國社會科學院等部委單位的大力支持、悉心指導，對社會各界的鼎力襄助、中醫藥行業同仁的辛勤付出致以崇高的敬意和衷心的感謝！

《中華醫藏》編纂委員會

二〇二二年十月十日

凡例

一、《中華醫藏》是『中華古籍保護計劃』的一項重大成果，由文化和旅游部牽頭，國家中醫藥管理局組織推進，國家圖書館（國家古籍保護中心）、中國中醫科學院中醫藥信息研究所（全國中醫行業古籍保護中心）具體實施。其編纂宗旨爲保護、傳承、整理、利用中醫藥古籍，着力推動中醫藥古籍的學術研究與資源開放共享，揭示中醫藥發展源流，推動中華傳統醫藥科技發展與文化守正創新。

二、《中華醫藏》選録歷代中醫藥經典醫籍，在選擇版本時注重珍稀孤罕善本和有藝術特色的繪刻佳本，共計二千二百八十九種，其中民族醫藥古籍二百二十四種。

三、選録範圍：

（一）寫印於1911年以前（含1911年）的中醫藥古籍，其中民族醫藥古籍年限適當後延；

（二）收録中醫藥古籍僅限紙質文獻；

（三）適當收録在國外寫印的、由中國人編撰的中醫藥著作；

（四）民族醫藥古籍僅爲用漢文或民族文字著述者；

（五）適當收録分散載於《道藏》等各類叢書、類書和文集中的醫、藥、養生論著。

四、選録原則：

（一）中醫藥經典著作及其注釋研究著作。原書已佚的經典著作，選擇最佳輯本；

（二）中醫藥各學科代表著作、源頭性著作；

（三）歷代醫藥名家名著；

（四）地區代表性醫藥著作，如地方本草、地方病專著等；

（五）具有民間特色的中醫藥著作，如鈴醫、草藥醫及行之有效的特殊療法等；

（六）歷代醫事制度、醫家傳略、醫史著作等。

五、本書選録中醫藥古籍儘量選取其存世（包括國内外）最早、最完好、刻印或抄録最佳的版本爲底本；選録之書版本殘損者，進行書版補佚。補配原則如下：

（一）選録古籍的同一版本。某些卷帙分藏數地，則通過補配合成完璧；

（二）補配時，在全面調研的基礎上，選定主體底本（主體底本應是同一版本的古籍中書品狀況最爲完好者），依據主體底本的殘損缺佚情況選擇該書同一版本的其他藏品進行補配，并注明殘損缺佚及補配的相關信息。

六、本書按分類編年法編排：

（一）全書設二級結構，第一級爲『編』，第二級爲『類』。全書分四編，具體如下：

第一編：醫經（内經、難經）、傷寒金匱、本草、養生、醫史；

第二編：藏象、運氣、病因病機、針灸推拿、經絡骨度、診法、方書；

第三編：通論、内科、外科、傷科、女科、兒科、温病、眼科、咽喉口齒、醫案醫話、叢書；

第四編：藏醫、蒙醫、維吾爾醫、傣醫、彝醫。

（二）類下具體書籍大致依照成書年排列；成書年不詳者，依據刊刻或抄録年排列；刊刻或抄録年不詳者，依據著者卒年或大致生活年代排列；著者卒年或大致生活年代亦不詳者，依據書籍著録版本大致年代排列。

七、爲體現全書『辨章學術，考鏡源流』的功用，在每類類名下設有類序，每書書名下設有内容簡介。各書書名和著者，大體按照卷端著録。各部分文字涉及异體字的，統一使用規範漢字。

《叢書卷》編纂人員名單

主　審：盛增秀　朱建平　臧守虎

主　編：江凌圳

副主編：莊愛文　高晶晶　李曉寅　丁立維

編　委（按姓氏筆畫排序）：

丁立維　王　英　毛偉波　石芹芹　朱建平

竹劍平　江凌圳　安　歡　李延華　李　健

李曉寅　余　凱　周　維　孟子蛟　胡　晶

莊愛文　高晶晶　陳秀琳　孫舒雯　崔一迪

《叢書卷》類序

「叢書」一詞最早見於唐代韓愈《剥啄行》「門以兩版，叢書於間」，意爲聚集書籍。而作爲書籍類别的叢書，亦稱叢刊、叢刻等，即根據一定目的和使用對象，將兩種或以上獨立成書的書籍在一個總名下彙編爲一書。常見含括多個類别的綜合性叢書和單一類别的專門性叢書。叢書之體始自齊梁，叢書之名始見於唐代《笠澤叢書》（名爲「叢書」，實爲雜文集）。現存最早的叢書一般認爲是南宋嘉泰二年（1202）俞鼎孫、俞經的《儒學警悟》，惜其流傳不廣。

醫學類叢書屬於專門性叢書。現存最早的醫學類叢書爲南宋楊士瀛所撰《新刊仁齋直指》，含子書四種，包括《新刊仁齋直指附遺方論》《新刊醫脉真經》《新刊傷寒類書活人總括》《新刊仁齋直指小兒附遺方論》，該叢書總書名與子書《新刊仁齋直指》相同，係以子書名代叢書總書名。

最早見於書目著録的醫學類叢書爲元代杜思敬輯《濟生拔粹》，又名《濟生拔粹方》，選取金元時期張元素及其弟子、門人等名家醫籍十九種，擇其尤切用者，節而録之，門分類析，有論有方，雖爲節本，但對傳播、保存以及校訂金元醫籍等方面均有重要的意義，極具文獻學價值。

隨着學術的發展、印刷術的普及，明代整理、輯録叢書較多，在編纂、刊印方面取得了相當成就。醫學類叢書常見兩種類型，一是個人或家族對醫籍的彙纂，如《汪石山醫書》《景岳全書》；一是藏書家、刻書家對不同醫籍的彙刊，如胡文焕《醫家萃覽》、余象斗《必用醫學須知》。

清代是醫學叢書編纂的繁榮時期，數量逾百種，遠超前代之和。有名醫撰著，如陳念祖《南雅堂醫書全集》、王士雄《潛齋醫書五種》等；有藏書家編輯，如葉志詵《漢陽葉氏叢刻》、丁丙《當歸草堂醫學叢書》；還有官方編纂醫學叢書，如太醫院編《脉學本草醫方全書》。

民國時期，叢書又有新的發展，出現了影響深远的大型綜合性叢書，如《四部叢刊》《四部備要》等。此外，叢書編纂突破四部分類體系，如《叢書集成》以實用與罕見爲標準，分爲十大類。在此影響下，醫學叢書的編纂亦層出不窮。著名的有裘慶元編《三三醫書》，收録《温熱逢源》等九十九種醫書；錢季寅輯《影印古本醫學叢書》，收録《古本難經闡注》等十種；國醫書局輯《國醫小叢書》，收録《時疫白喉捷要》等三十四種；曹炳章輯《中國醫學大成》，收輯

《靈樞識》等一百三十餘種；裘慶元輯《珍本醫書集成》，收録《内經素問校義》等九十種；陳存仁輯《皇漢醫學叢書》，收録《素問識》等七十二種。皆具内容豐富、類别多樣的特點，對於醫籍的傳播和保存起到了極大的作用。

經過歷代叢書的編纂，中醫古籍大部分被收入醫學叢書，中醫古籍目前流傳的版本也以叢書居多。編纂刊布醫學叢書，對於醫家專人、醫學專題、地方性醫學的研究，保存醫學文獻，尤其是一些篇幅較短小、容易散佚的文獻，具有十分重要的作用。故清代張之洞《書目答問》謂：『叢書最便學者，爲其一部之中，可該群籍，搜殘存佚，爲功尤巨，欲多讀古書，非買叢書不可。』

醫學叢書類目始創於日本高島久也、岡田昌春合編的《躋壽館醫籍備考》，此後《中國醫學書目》《南京國學圖書館書目》皆仿之，專門著録醫學叢書。《中國中醫古籍總目》著録中醫叢書類古籍二百零六種，《新編中國中醫古籍總目》著録中醫叢書類古籍二百五十種。若計入民國時期的文獻，則有三百種之多。這些叢書對保存、整理、研究、傳承中醫學術發揮了重要作用。

《中華醫藏·第三編·叢書卷》收録二十七種代表性醫學類叢書。其中收録最多的爲一人自撰或據前人著述輯録的叢書，如明代王肯堂《證治準繩》，先成《雜病證治準繩》并附以《類方》，後續成《傷寒證治準繩》《幼科證治準繩》《女科證治準繩》《瘍醫準繩》四種，後世稱《六科證治準繩》；明代張三錫纂《醫學準繩六要》，含《經絡考》《四診法》《病機部》《運氣略》《本草選》《治法彙》六種；明代盧復輯《芷園醫種》，含《醫種子》四種、《芷園臆草》五種；清代沈明宗編注《醫徵》，含《金匱要略編注》《傷寒六經纂注》《温熱病論》《虚勞内傷》《女科附翼》子書五種，附録《客窗偶談》一種；清代蔡貽績輯《醫學四要》，含《醫學指要》《醫會元要》《傷寒温疫抉要》《内傷集要》四種；清代李守永删訂《司命秘笈》，含《龍宫三十禁方》《華祖青囊外症十方》《枕中秘要》三種傳説與孫思邈有關的醫書。另如《證治大還》《沈氏尊生書》《鄭氏彤園醫書》《聊復集》《齊氏醫書四種》《醫學切要全集》《醫學六種》等等。尤重名家名著稿抄本，如《泉唐沈氏醫書九種》《田晋蕃醫書七種》《正誼堂醫書九種》《連自華醫書十五種》等，其中《田晋蕃醫書七種》收録的《中西醫辨》爲中西醫結合早期經典之作。有兩人以上的名家醫著合刻叢書，如明代何柬編撰的《醫學統宗》，含子書七種，其中何柬自撰者三種，校補滑壽所著醫書三種。有學術流派、地方醫學類叢書，如清代陳嘉璴輯《醫學粹精》，除陳氏自撰之書，還收録明代有學術傳承關係的周之幹、查萬合、胡慎柔之書；清代楊乘六《已任編》，輯評明末清初醫家高鼓峰、吕留良、董廢翁三家四部醫書彙集之編；《盤珠集》，含嚴潔、施雯、洪煒三人或獨撰或合撰的五種。有官修綜合性醫學叢書，如乾隆年間組織太醫院院判編纂的官修綜合類叢書《御纂醫宗金鑑》，收録十五種醫籍。另外，《中華醫藏·第三編·叢書卷》包含了部分全書，如明代彭用光《體仁彙編》，有論有方，卷號連續，并無子書之名；張介賓《景岳全書》六十四卷，全書分爲十六種，内容不重複，卷序連續；陳澈《雪潭居醫約》取張介賓《類經》、王肯堂《證治準繩》、繆希雍《神農本草經疏》等書之精要，參以自身醫案，編輯成書，是一部内容豐富的綜合性醫書；清代程文囿《醫述》十六卷，編纂思想統一，卷次連續，但又各有主題，書中引録甚多，所輯古今醫書三百二十餘種，經史子集四十餘種。

需要説明的是，部分所收叢書有缺子書、缺卷、缺葉者，如有同一版本儘量配補。其中清代汪啓賢、汪啓聖選注《濟世全書》，本藏從他館補配三種，收齊二十七種子書，首次成爲完書。《新刊仁齋直指》《濟生拔粹》《古今醫統正脉全書》等代表性醫學類叢書的子書計劃收入《中華醫藏》其他類目者，《叢書卷》不再重複收録。

《中華醫藏·第三编·叢書卷》收録代表性醫學類叢書共二十七種，按成書時間先後，依次爲：《體仁彙编》（全二册）、《醫學統宗》（全一册）、《證治準繩》（全二十四册）、《醫學準繩六要》（全七册）、《芷園醫種》（全二册）、《雪潭居醫約》（全三册）、《景岳全書》（全十册）、《濟世全書》（全八册）、《醫徵》（全三册）、《醫學粹精》（全一册）、《證治大還》（全六册）、《己任编》（全一册）、《御纂醫宗金鑑》（全十六册）、《盤珠集》（全三册）、《沈氏尊生書》（全八册）、《鄭氏彤園醫書》（全四册）、《聊復集》（全一册）、《醫學四要》（全三册）、《醫述》（全六册）、《齊氏醫書四種》（全四册）、《醫學切要全集》（全二册）、《醫學六種》（全二册）、《司命秘笈》（全一册）、《泉唐沈氏醫書九種》（全二册）、《田晋蕃醫書七種》（全六册）、《正誼堂醫書九種》（全一册）、《連自華醫書十五種》（全三册）。因卷次繁多，體量巨大，爲方便讀者使用，現將《叢書卷》所收二十七種叢書單獨出版。

江凌圳

二〇二四年四月

目録

病 讀音並去声 讀作 並字上声

痾 音阿 俗有讀作苛珂等音者誤 音科亦誤

醫林字典第一頁

古滇王廷鈺著

醫林字典

疒字類 疒尼厄切音畊

疾 从矢音嫉說文曰急也

按從矢者矢傷人之物也凡病之傷人如矢之中人甚急速也人當觸目警心慎起居節飲食不可使一時之不謹致終身之沈痾也

病 从丙音並（並去聲 並字上聲）玉篇曰疾甚也又憂也困也

按从丙者丙陽火也在天為日在人為腎中真陽流貫百骸溫煖肌膚天無此火不生萬物人無此火不能

讀作

正誼堂醫書九種九卷

（清）王廷鈺 撰編　清光緒十二年（1886）稿本

生身凡病各有所因其實皆係於火火有餘病熱火不足病寒外感風寒閉火溫暑合火溼燥夾火皆有餘之火也內傷勞累動火飲食助火情慾耗火皆不足之火也又有火炎於上而不藏於下火洩於外而不秘於內人能知火之為病或散火清火降火而外感有餘之病可除或補火濟水引火歸原而內傷不足之病可復蓋外感多實症不可益火內傷多虛症不可滅火火在而人存火熄而人死矣

痾从可音~~科~~阿讀作苛者誤

（清）王廷鈺 撰編

正誼堂醫書九種九卷

清光緒十二年（1886）稿本

正誼堂醫書九種九卷

清王廷鈺撰編，清光緒十二年（1886）稿本。

王廷鈺，生卒年不詳，字西岑，保山（今雲南保山）人。約生活於清同治、光緒年間。曾任直隸河間府甯津縣知縣。家世業醫，儒業之外究心醫學，尤其推崇仲景學説，謂『河間心法，一時之治術也；仲景論説，醫學之準繩也』（《讀傷寒論歌》自序）。

此集成於光緒十二年（1886），含子書《醫林字典》《讀傷寒論歌》《外感傷寒證提綱》《諸痛證提綱》《喉症類集》《時疫白喉捷要》《生産妙訣十六歌》《兒科痘證歌》及《醫學心得》九種。全集有醫論，有治法，有方藥，述其個人醫學見解。

《中華醫藏》影印底本原書無版框，書高二十九點六厘米，寬十五點八厘米，現藏中國中醫科學院圖書館。

（石芹芹　江凌圳）

正誼堂醫書之一（醫林字典）

序

醫道至精醫學至難非讀書明理之人廣見博聞不能融會貫通以善其用每慨世風日下醫道失傳讀書求名者鑽研典籍而不暇論夫岐黃執藝謀生者拘守方書而昧師承於往哲是以杏林風渺橘井香遥求一明通之師於醫道之精微能解悟者固難其侶即於醫書之字畫能徧識者亦乏其人何怪乎臨症不識病名寫方不知藥性視活人之道竟為尋常求利之術哉推原其由醫者初承師訓語焉不詳繼讀方書習焉不察因陋就簡以譌傳譌相延日久無可挽救亦人心世道之憂也　鈺

公餘之暇謹擇醫書中常見諸字細為譯出俾世之業醫者知字音義開卷了然以識病名以考經穴以察藥性庶得所憑藉而不迷於嚮往也有以夫

光緒十二年歲次丙戌九月二十五日　保山王廷鈺

病 丙音並去声 讀作 並字上声

痾 音阿 俗有讀作苛珂等音者誤 音科亦誤

醫林字典第一頁

醫林字典

古滇王廷鈺著

疒字類 疒尼戹切音睚

疾 从矢音嫉說文曰急也

按從矢者矢傷人之物也凡病之傷人如矢之中人甚急速也人當觸目警心慎起居節飲食不可使一時之不謹致終身之沈痾也

讀作

病 从丙音並（並去聲 並字上聲）玉篇曰疾甚也又憂也困也

按从丙者丙陽火也在天為日在人為腎中真陽流貫百骸温煖肌膚天無此火不生萬物人無此火不能

生身凡病各有所因其實皆係於火火有餘病熱火不足病寒外感風寒閉火溫暑合火溼燥夾火皆有餘之火也內傷勞累動火飲食助火情慾耗火皆不足之火也又有火炎於上而不藏於下火洩於外而不秘於內人能知火之為病或散火清火降火而外感有餘之病可除或補火濟水引火歸原而內傷不足之病可復蓋外感多實症不可益火內傷多虛症不可滅火火在而人存火熄而人死矣

疴从可音阿俗讀作苛者誤

按從可者未定之詞病可小可大者也故輕病曰微疴
重病曰沈疴

疢从火丑刃切音疹又丑忍切音趁說文熱病也詩小雅
疢如疾首疢猶病也張仲景云千般疢難

痛从甬音⿱宀甬方書云痛者不通也或風寒感冒或飲食填
塞致令氣血不和皆能作痛

癢从養與痒字同音養釋名曰癢揚也其氣在皮中欲得
發揚使人搔發之而揚出也

疼从冬音騰亦作⿸疒滕

按從冬者冬寒令也寒客於肢體藏府皆能作病而痛

疼

痠 从夋音酸亦疼痛之類也

按痠者筋絡病也肝主之肝屬木其味酸故字從夋

瘟 从昷音温疫也

按從昷者有温熱之義民病春夏多温症冬令霜雪不降亦有温病五運六氣中天符歲會之年或通都大邑人烟輻輳之區其病尤甚

疫 从殳音役釋名曰疫役也言若有鬼行役也

按從殳者殳兵器也凡兵燹之區民病災癘其症家戶傳染者皆疫症也然有温疫寒疫之異

瘴从章音障瘴癘也陸游曰嶺南人或見異物從空墜下始如弹丸漸如車輪遂四散人中之即病謂之瘴母

按從章者有章顯之義南方有毒物稟地熱氣而生每遇夏秋雨後吐氣如虹五色彰明土人曰瘴氣也聞之有米香氣即伏地藏鼻以避之或以鞋襪蒙鼻以解之否則香氣入腹即作寒熱如瘧滇黔閩粵皆有此病

癘从萬音例惡瘡也玉篇疫氣也豫讓傳漆身為癘註人
體著漆多生瘡又正韻落蓋切音賴瘡小而密也
按從萬者象其瘡疥之形不可計數也今南方溫熱之
區人多疥癘其瘡起於皮膚若粒若粟潰爛臭穢浸
淫周身傳染子孫俗名大麻風者是也

痙从巠集韻巨井切音巠又音敬說文曰强急也內經諸
痙項强皆屬於溼方書論症以中寒溼發熱惡寒頸
項强急身反張如中風狀或掣縱口張為痙

痓从至集韻充至切音廁又音熾博雅曰痓惡也又曰風

病也越人難經督脈為病脊强而厥金匱脊强者五痓之總名其證卒口噤背反張而瘛瘲

按痙痓二症病形相同方書或言痙而不言痓或言痓而不言痙觀内經云皆屬於溼可知痙病由先傷於溼後傷於風譬諸伐木在地溼氣未乾而風吹之未有不崛强者人之痙病原屬筋病與木相同惟有汗為柔痙無汗為剛痙治法迥別方書謂先傷於風又感於溼者非

瘛从慹音漐又音掣有去入二聲說文小兒瘛瘲病也又

音系義同

瘲从從音縱玉篇小兒風病即今之急慢驚風也

按瘛字音掣曳也勢急也瘲字音縱放也勢緩也其病形體筋絡一急一緩而抽動也靈樞曰心脈急甚為瘛瘲註肝邪入心也脾脈急甚為瘛瘲註風~~惟小兒~~木克土也肝脈濇而微為瘛攣筋痺註血不養肝也惟小兒病最多此證

瘈从契音計狂也又音制又音契與瘛字同狂犬謂之瘈犬

⿸疒挈从挈音制音義同瘛

瘌同瘜字彙補癡病也

癲从顛集韻多年切音顛與瘨同正字通病喜笑不常顛倒錯亂也素問多喜為顛多怒為狂喜為心志故心熱則喜而為顛怒為肝志火制金不能平木故肝實則怒而為狂

癇从閒集韻何閒切音閑小兒瘨病正字通癇有風熱有驚邪皆兼虛與痰方書小兒有五癇五藏各有畜所屬心癇其聲如羊肝癇其聲如犬脾癇其聲如牛肺癇其聲如雞腎癇其聲如猪病發則卒然倒仆口眼

五

6

相引手足搐搦口吐涎沫食頃乃甦後漢王符傳乳哺多則生癇疾

按从閒者閒字亦可作去聲讀蓋其病閒或一發不似癡癲之常也

癡从疑正韻超之切音鴟説文不慧也又曰神思不足之病也

按从疑者其病不狂不顛而神思若有所疑也

瘧从虐逆約切音虐或寒或熱病也正字通瘧有風寒暑熱溼食瘴邪八種久瘧腹有痞塊名瘧母獨寒不熱

為牝瘧陰症也獨熱不冷為牡瘧陽症也發無期度
先寒後熱為寒瘧先熱後寒為溫瘧熱而不寒為癉
瘧即脾瘧皆痰積中脘脾胃不和所致
按从虐者有酷虐之義釋名曰凡病或寒或熱耳惟此
疾先寒後熱兩疾似酷虐者也
痎从亥音皆二日一發之瘧也
痁从占音苫多日一發之瘧也自一日二日至十日一發
者也
痢从利音利瀉也方書分血痢氣痢赤痢白痢泄痢酒痢

虛痢五色痢水穀痢赤白痢噤口痢休息痢勞痢暴痢久痢諸症皆溼熱暑毒積滯所致今所謂滯下也

按从利者因便下而數也古書凢下洩者名利後世専以滯下病為痢以不滯下為瀉

疶从世音薛入聲又音曳去聲即人之傷於水穀而大便滑利也

痩从曳音泄入聲又音曳去聲與上字同義今之方書皆作泄洩

痃从玄音賢玉篇痃癖積也方書謂狀如弓弦筋病也

癖字下朴子曰是否抱朴子抱字宜加

按从玄者有弦急之義即癖積之絃急者也病此者按其脉必弦按其痛處有形亦如弦

癖从辟音僻玉篇食不消也正字通嗜好之病也方書小兒有癖積始如錢大發熱漸長如龜如蛇如豬肝内有血孔外有血筋盤固其筋直通背脊下與臍相對有動脉處為癖積之根又有痰癖朴子曰飲太過則成痰癖

按从辟者有偏僻之義其病積蓄日久有痰血水食諸證在腹中偏着一處而痛或有形或無形方書謂隱

伏於内疼痛着骨者也在左多屬血在右多屬氣陳藏器曰昔有患痃癖者取大蒜合皮截去兩頭吞之名曰内灸果效

癥从徵音徵玉篇腹結病也　扁鵲傳以此視病盡見五藏癥結王叔和脈訣左手脈横癥在左右手脈横癥在右方書謂癥者有塊可徵血病也

瘕从叚音賈有平上去三聲又音遐説文女病也又腹中久病也正字通癥瘕腹中積塊堅者曰癥有物形曰瘕方書腹中雖硬忽聚忽散無有常準謂之瘕言病

瘕字按語引內經有腸覃症　按覃當作蕈菌生木上也音尋上声言腸上生菌也不知內經本文如何寫法如何解法希查明　[illegible]

瘕而未及癥也內經曰小腸移熱於大腸為伏瘕扁雀（鵲）倉公傳犬狗魚鳥不熟食之成瘕病

按方書載癥病有鱉癥蝨癥米癥虫癥髮癥蛟龍癥魚癥蛇癥諸症瘕病有酒瘕一名酒鱉蟯瘕即短虫聚而為瘕外台婦人狐瘕仲景女子石瘕諸症大概皆由飲食氣血而成惟以按之不移者為癥忽聚忽散者為瘕內經女子有腸蕈石瘕二症皆由於寒其狀如懷孕腸覃月事以時下石瘕月事不以時下方書云凡癥瘕二證其因不一惟婦人有之而孀居閨女

方書蕈省筆作覃誤

則更多。或由經期瘀血留滯。或由產後內傷生冷。或外受風寒。或恚怒傷肝。氣逆而血留。或憂思傷脾。氣虛而血滯。或積勞積食。氣弱而不行。或受日月之精華。或襲衣衫之溼熱。總因血動之時。餘血未淨。而一有所逆。則留滯日積。而成其症。腹隨月分而大。有形有物。內動如受孕一般者。謂之癥。腹不隨月分而大。空腸無物。外象亦如受孕一般者。謂之瘕。醫者不知其症。不察其脈。往往誤斷為胎。不惟汚人名節。且殺人如反掌矣。

疝从山音訕又音山說文腹痛也釋名疝詵也氣詵詵然上入而痛也素問黃帝曰診得心脈而急為何病岐伯曰病名心疝少腹當有形也方書三陽急為瘕三陰急為疝男子有七疝寒水筋血氣狐癩是也又扁鵲傳壯疝在鬲下上連肺病得之內又有湧疝令人不得前後溲

按从山者山有堅。凝。突。起。之象。有積。累。成。高。之勢。凡疝病疼痛。多在腹下前陰。病由積寒而成者多。亦有寒夾熱之症。

疞从丂音絞又音朽同㽲

㽲从丩音絞說文腹中急也方書穢氣邪熱感觸而發之

病俗作疞金匱婦人腹中疞痛

按从丩者有糾纏之義也其痛在腹上脾胃之分而絞急者胃中受邪也與霍亂同其痛在臍下肝腎之分而絞急者寒也今人造名曰痧症

痞从否音否說文痛也又病結也方書不痛者為痞滿痛者為結胸胸痺有因誤下而結者從上虛及陽氣下陷治之有不因下而痞者從痰飲食鬱濕熱治之

按从否者有否塞之義也易曰天地不交為否卦人身陰陽不通即成痞病其病正在心下脾胃之分亦有形成塊者俗名痞塊阻隔中氣使上下不通者也

痰从炎音談廣韻胸上水病正字通液所以養筋血濇不行則痰聚於鬲上而手足弱　又曰痰有六淫熱風寒食氣也抱朴子曰甘遂葶藶之逐痰癖

按从炎者炎火象也陳修園曰水氣上逆得陽煎熬則稠而成痰得陰凝聚則稀而為飲　愚謂痰字从炎非火不成飲病由飲非水不成蓋脾為胃輸其津液於

肺而布之五藏者氣也若飲食之質既未化清氣而上升又未成糟粕而下降其半清半濁之物經陽火一煉而粘凝於氣隧之中則痰是也故有稠痰老痰諸名若清而粘者涎也淫而泡者沫也與痰雖相似而病實不同又有寒痰一種如天寒地凍水結為冰非熱藥不能攻開者其始亦是火氣煉過至火氣衰則痰凝滯不行耳

瘷正字通俗欬音慨氣逆也俗謂嗽為欬

瘷从敕音嗽欬嗽也解見嗽字

㾭从孝音囂正字通一説久嗽不已連喘腰背相引坐寢有音者俗名為㾭病方書喉中有呀呷聲者是也

按㾭者痰病也此病肺中有冷痰小兒過食鹹物即成㾭嗽陳修園曰寒邪伏於肺俞痰窠結於肺膜

瘖从音音陰瘖瘂也説文口不能言之病也

⿸疒季从季音悸玉篇心動也一作悸解見悸字

痀从句音劬又音拘又音窶義並同説文曲脊也劬僂病莊子達生篇仲尼適楚出於林中見劬僂者

癵从䜌音鸞一作⿸疒戀⿸疒臠臠通作攣病體拘曲也

瘸巨靴切掘平聲足病也

⿸疒帬从帬音頑又音羣手足麻痺也

痿从委音⿰豸廷平聲又音猥去聲俗讀作上聲者非說文痹
疾也正韻溼病兩足不能相及也內經陽明虛則宗
筋縱帶脈不引故足痿方書有五痿症肝肺腎脾胃
皆起於肺熱

疲从皮音皮說文勞力也又乏也倦也

瘁从卒音萃勞也詩小雅僕夫況瘁

痱从非音肥玉篇風病也又音倍又音芾並去聲又音斐

上聲集韻曰小腫也内經痱之爲病身無痛者四肢不收智亂不甚其言微知可治甚則不能言不可治也

癔从意音憶心意病也

㾯从畏音灰本作迤㾯𤸷風病

按㾯𤸷二字一从畏一从退有畏縮不前之義外臺風病四肢不收身體疼痛肌肉虚滿骨節懈怠腰脚緩弱由分肉流於血脉久成風水之病者謂之猥退

癱从難音灘風癱病也筋脉拘急麻痹不仁也

瘓从奐音曈土緩切正字通癱瘓四體麻痹不仁皆因風
寒暑溼所致也
按癱字从難瘓字从奐一有艱難之義一有渙散之義
人病四肢不仁則筋骸渙散動作艱難故有此名方
書謂左癱右瘓亦不必拘泥
瘀从於音於平聲又音飫去聲說文積血也
痹从畀音畀去聲又音鼻說文溼病也內經風寒溼三氣
雜至合而為痹有周痺周身痹痛也痛無定處移徙
隨脈有衆痺痛有定處不能移徙　方書風勝者為

痛痺溼勝者為著痺註風屬陰中之陽善行而數變凡走注歷節之類俗名流火是也故為行痺陰寒之氣乘於肌肉筋骨則凝閉不通故為痛痺即痛風也著痺者重著不移故病在肌肉不在筋骨也有心痺肝痺腎痺腸痺胞痺凡痺之類逢寒則急逢熱則縱言寒則筋攣故急熱則筋弛故縱也程子曰醫書以手足痿痺為不仁內經病能篇云痺而不仁發為肉痿痿與痺分而為二內經痺論痿論兩存程子既舉而兼之以痿痺相續而至其為不仁一也抱扑子曰

菖蒲乾姜之止痺溼

按痺字方書多寫作痹字典痹字从畀府移切音卑鳥名也與痿痺字不同

瘚从欮音厥氣逆上行也 正字通通作厥内經厥論陽氣衰於下為寒厥陰氣衰於下為熱厥註厥者逆也下氣逆上卒作眩仆輕者漸蘇重者不起陰陽之氣衰於内故二厥由之而至内經有臂厥踝厥骭厥骨厥煎厥薄厥心厥脾厥方書有痰厥血厥蚘厥藏厥諸症又血厥病女子多有之其病因血少汗出過多陽氣

獨上氣塞不行而厥卒然不知人如死去也用白薇湯治之白薇當歸各一兩參五錢甘草錢半每服五錢

疸从旦音旦說文黃病內經目黃溺黃赤安卧者黃疸已食如饑者胃疸方書疸病有五穀疸酒疸黃疸女勞疸黃汗又有陰黃陽黃之別方書作癉者義同

按疸字从旦膽病也膽汁黃色膽熱則汁洩睛黃口苦酒穀諸疸不過溼熱在胃傷及膽耳故可治人有受驚而膽破者身目盡黃驚悸不已即不可救

癉从單音旦勞病也書彰善癉惡言病其為惡也又熱病

也又癉成為消中又黃病也同疸前漢嚴助傳南方暑溼近夏癉熱又音單平聲倉公傳風癉客脬令人難於大小溲溺赤靈樞心脈小而微病為消癉血液枯燥也

疳从甘音甘正字通小兒食甘物多生疳病疳有五心肝脾肺腎也治疳先辨冷熱肥瘦初病為肥熱疳久病為瘦冷疳五疳諸疾腹大筋青面黃肌瘦或腹痛治以蔥椒煮蝦蟇食之大效

癆从勞音勞平聲又去聲正字通今人以積勞瘦削為勞

病解見勞字

瘵从祭側賣切音⿰祭阝說文勞病也又音際

瘓从奐音瘓又音瘉集韻囚人以饑寒而死曰瘓又爾雅

註賢人失志憂懷病也

瘦从叟音嗽去聲又平聲人身體臞瘦也

瘠从脊音籍瘦病也

⿸疒肙从肙音淵骨節疼也内經瘻厥腨痟註足肚酸疼為腨

痟

痟从肖音宵說文痠痟頭痛周禮春時有痟首疾註痟酸

十五

削也首頭痛也。疏頭之外有酸削之痛也。

痠从夋音酸痠疼也

疰从主音註病也

按方書五疰病有鬼疰尸疰言病之久而不去或按節令而發如鬼邪之主於其身也今人有卒病言語如他人者即鬼疰也

痳从林音淋玉篇小便難也方書作淋有五淋病氣淋氣滯不通臍下悶痛血淋瘀血停蓄莖中割痛石淋小便中有如沙石膏淋小便中有如膏脂勞淋從勞役

病解見勞字

瘵从祭側賣切音⿰祭阝說文勞病也又音際

瘐从臾音瘐又音瘉集韻囚人以饑寒而死曰瘐又爾雅註賢人失志憂懷病也

瘦从叟音嗽去聲又平聲人身體臞瘦也

瘠从脊音籍瘦病也

㾓从肙音淵骨節疼也內經瘻厥腨㾓註足肚酸疼為腨痟

痟从肖音宵說文痠痟頭痛周禮春時有痟首疾註痟酸

十五

削也首頭痛也。疏。頭之外有酸削之痛也。

痠

此字已見前第二頁宜刪　第十二頁

痠从夋音酸痠疼也

按方書五疰病有鬼疰尸疰言病之久而不去或按節令而發如鬼邪之主於其身也今人有卒病言語如他人者即鬼疰也

痳从林音淋玉篇小便難也方書作淋有五淋病氣淋氣滯不通臍下悶痛血淋瘀血停蓄莖中割痛石淋小便中有如沙石膏淋小便中有如膏脂勞淋從勞役

而得皆為熱結膀胱所致

癃从隆音隆說文罷老病也内經膀胱不利為癃不約為遺溺

按痳癃皆小便病一从林有淋滴之義一从隆有隆盛之義淋病小便點滴（點）滴莖中作痛癃病小便不通膀胱脹滿二症以此為辨

痘从豆音豆痘瘡也方書曰胎毒也小兒皆患之

按从豆者象其形如豆粒也古無是病漢馬援征交趾軍中傳染及於中國今北蒙古人未入中國者尚無

痘病西域來朝貢者必避春時亦畏傳染痘病故知痘病非胎毒亦温疫類耳光緒七年冬西域喇嘛來朝川督丁寶楨代奏云過春月始至京畏出痘也

麻从林音麻正字通麻風熱病本作麻又麻木病方書麻是氣虚木是溼痰死血

疹从㐱音軫癮疹皮外紅點小起也又唇瘍曰疹又疾也

痧字典無痧字古方書亦無痧字俗呼疹病為痧子又以霍亂病為攪腸痧疫病皮膚紅點以鍼挑開有如毛者為羊毛痧以訛傳訛刻入方書寫作痧字不知何

人杜撰也

瘖从咅音配又音胚平聲瘖瘡也今人以疹之色白者為瘖白而明潤者可治白而乾枯者不治

瘄字典曰病也音義未詳方書有以疹為瘄者不知何所考也

瘡从倉音瑲同創平聲俗讀作窗玉篇瘡痍也

按从倉者有儲積之義內經脾胃者倉廩之官脾主肌肉故瘡生於肌肉之間堆積壘壘然方書云脾毒生瘡又瘍之總名也

瘍从昜音陽或作痒說文頭創也周禮註身瘡曰瘍

癤从節音節瘡之小者也廣韻曰癰也

癰从雝音雍說文腫也正字通惡瘡也釋名癰壅也氣血稽留榮衛不通之所致也

按方書癰陽毒也凡瘡初起紅腫疼痛者為癰疽陰毒也凡瘡初起肉中起核色白而平久則痛潰者為疽二症以此為別

疽从且音苴醫書癰者六腑不和之所生疽者五臟不調之所致陽滯於陰則生癰陰滯於陽則生疽疽深而

惡癰淺而大靈樞曰疽者其皮上夭以堅癰者其皮上薄以澤

疕从匕音匕頭瘍也

疙从乞音趍又音既正字通疙頭上瘡突起也俗呼疙禿也

疓从乃音乃上聲病也字典未詳

疟从乇音妒玉篇乳瘡也

疤从巴音巴瘡痕曰疤

痂从加音嘉瘡生肉所脫乾者為痂南史劉穆之傳子邕

好嗜瘡痂

痍从夷音夷廣韻痍傷也傷開皮膚為瘡也

瘢从般音槃瘡已愈有痕曰瘢

疥从介音戒說文瘙也周禮夏時有痒疥之疾疏四月純陽五月陰起惟水沴火為甲疥有甲故有痒疥疾

癩从賴音賴惡疾也同瘌即今之大麻風是也

癗从雷音壘集韻痱癗皮外小起也

痤从坐音矬平聲說文小腫也

按內經註熱鬱皮內溼邪凝結遂生痤疿痤則較疿為

大其形類癤

痱从弗音沸玉篇熱生小瘡也內經汗出見溼乃生痤痱馬註痱較痤小即所謂風癮是也正字通今俗以觸熱膚疹如沸者曰痱子

癜从殿音殿癜風斑片也有紫白二種李時珍曰治癜用茄蒂蘸硫黃末搽之取其能散血白癜用白茄蒂紫癜用紫茄蒂各從其類也

瘭从票音猋平聲又音勡去聲疽病也千金方肉中忽生紅點大者如豆細者如黍甚者如梅李有根痛傷應

十九

20

心久則四面腫泡曰瘭疽惡瘡也

疔从丁音丁方書疔瘡有十三種紅絲疔宜急用鍼刺斷疔腫痛者取菊葉菊花搗汁敷之冬月用菊根亦效

按从丁者瘡根直下如丁者也其瘡甚痛内經曰膏粱之變足生大丁註足能也

瘜从息音息説文曰寄肉也方書鼻疣曰瘜肉亦謂之瘜菌鼻通息故从息聖濟録咽生瘜肉先刺破令血出用鹽豉和搗塗之效

癌从品音品正字通癌瘡上高下深纍垂如瞽眼其中帶

青頭上各露一舌毒孔透裏治法用生井蛙皮煆存
性蜜水調敷良
瘰从累音裸又音磊瘰癧筋結病也正字通瘍繞頸纍纍
也方書瘰癧或在耳後頤項缺盆手少陽三焦經主
之或在胷及胷之側皆為馬刀瘡足少陽膽經主之
又與蠡同
癧从歷音歷瘰癧詳前瘰字註
癮从隱音隱同癮癮疹皮外小起也
癬从鮮蘇典切音鮮説文乾瘍也又疥癬釋名癬徙也移

二十

21

徙處自廣也青徐人謂癬為徙

𤺄同癬音鮮上聲

瘯从族音族瘯蠡皮膚病亦疥類也

癯从瞿音渠與臞同瘦也

痄从乍音茶又音鮓上聲瘡不合也宋仁宗患痄腮用赤

小豆七粒為末傅之立愈

癭从嬰音纓上聲說文頸瘤也釋名癭嬰也在頸嬰喉也

博物志山居多癭飲泉水之不流者也方書癭有五

肉色不變為肉癭筋脈現露為筋癭筋脈交絡為血

癭憂惱消長為氣癭堅硬不移為石癭

瘤从留音留又音溜古文作𤻬玉篇瘜肉也釋名瘤流也

血流聚所生瘤腫也正字通瘤肬二病似同而實異

與肉偕生者為肬病而漸生者為瘤

按今人患瘤者有粉瘤血瘤二種瘤肉自破有膿如粉

者可愈出血者不可愈誤治則性命不保

疣从尤音由玉篇結病今疣贅之腫也釋名疣丘也出皮

上聚高如地之有丘也莊子附贅縣疣又音宥

痣从志音志黑子也人身體有紅痣黑痣二種

瘃从豖音竹玉篇冬月手足中寒腫而成瘡方書用茄秧
　煎水洗效
痌从同音通痛也又音同瘡潰也
瘝从眾音關病也書康誥痌瘝乃身
疻从只音紙說文毆傷也應劭曰以杖手擊人剝其皮膚
　腫起青黑而無創瘢者律謂疻痏
痏从有音洧上聲瘡痏也又音宥去聲
痔从寺音池上聲說文後病也人之肛門腫疾者是也有
　內痔外痔形象甚多內經曰腸澼為痔

瘻从婁音漏久瘡也又癰屬中多有蟲
瘺从扁音漏與瘻同人以瘡久不合而生内管者為瘺瘡
按从扁者如屋漏之有隙處也今人病漏瘡者形不甚
腫多出清水由氣血虧而毒不外發所致
癀从賁音忿廣韻癀痛瘡悶又熱瘍也
㽃从番音潘病也字典未詳何病俗謂婦人陰腫病為㽃
痼从固音顧說文久病也通作固亦作錮
疚从久音救久病也
瘥从差音坐平聲左傳札瘥註小疫曰瘥玉篇疾愈也

痊从全音詮玉篇病瘳也
瘉从愈音禹病瘳也與瘉同
瘳从翏音抽説文病疾愈也若抽去之也書説命若藥不
　瞑眩厥疾不瘳又音聊
㳍从水音水即水字以水為疾故加以疾之首内經風㳍
　膚脹
殨从貴音潰又音墜敗也爛也病下膿血曰潰又音頹與
　癩同
癩从頹音頹陰病也有癩疝經言丈夫陰器連少腹急痛也

偏枯 內經曰身偏不舉而痛言不變志不亂病在分肉腠理之間註偏枯者半體不能舉用而疼痛也

殗 从奄音浥入聲又音淹平聲又音㑋上聲病也揚子方言曰殗殜微也郭璞方言註殗殜病半臥半起也

殜 从枼音葉又音牒解見殗字註

嚲 音妥下垂貌病身首下垂而不能舉也歧伯曰胃不實則諸脈虛筋脈懈惰行陰用力氣不能復故為嚲註男子胃虛時强力入房也

按嚲病老年人常有因無痛苦又不自知是病故不聞有求治者

頁字類

頁从百从八說文曰頭也六書故古首字正韻胡結切音纈

頭 从豆音投頭首也又獨也於體高而獨也

頂 从丁音鼎顛也

24

頏从亢音剛説文人頸也又音航鳥飛貌詩邶風頡之頏
之又音抗咽頏也又音杭去聲鳥咽也
頄从九音求面顴也廣韻頰之骨也
項从工音杭上聲頭後也
頔从出音拙面秀骨也玉篇漢高祖隆頔龍顏
頞从安音遏鼻莖也山根曰頞
顏从彥音嚴人之容顏也
頰从夾音夾面旁也頰夾也兩旁稱也亦取挾斂食物也
顱从盧音盧頭也顱之皮生髮所覆者即顱也

聽正寫 俗作聴

靧从面音誨洗面也同頮

頮从水从廾音義同靧周書王乃洮頮

頲从廷音珽上聲又音聽平聲狹頭貌爾雅註正直也

頦从亥音孩頤下也又音改音亥並上聲

顖从囟音信腦户也魏校曰頂門也子在母胎諸竅尚閉惟臍納氣囟為之通氣骨猶未合既生則竅開口鼻納氣尾閭為之洩氣囟乃漸合陰陽升降之道也

顋从思音鰓頰顋也俗作腮非。面之兩側。頰骨曰顋。

頍从支音跬上聲説文舉頭也又頭小而鋭也又弁貌詩

小雅有頍者弁

額从客音咢（音客又）額也髮下眉上曰額同頟又鼻莖山根為額

頸从巠音景頭莖也前曰頸後曰項

顙从桑音桑上聲額也又頏顙咽顙也俗謂顙脘

頷从含音撼頷含也口含物之車也或曰頰車亦所以載

物也腮下為頷與顑同

顄从函音頷同頷又音含頤也

頤从𦣝音移頷下為頤前漢賈誼傳頤指如意註但動頤

指揮則所欲皆如意也又養也百年期頤飲食居處

聽正寫　俗作聴

靦从面音誨洗面也同頮
頮从水从廾音義同靦周書王乃洮頮
頲从廷音珽上聲又音聽平聲狹頭皃爾雅註正直也
頦从亥音孩頤下也又音改音亥並上聲
顖从囟音信腦户也魏校曰頂門也子在母胎諸竅尚閉
惟臍納氣囟為之通氣骨猶未合既生則竅開口鼻
納氣尾閭為之洩氣囟乃漸合陰陽升降之道也
顋从思音鰓頰顋也俗作腮非。面之兩側。頰骨曰顋。
頍从支音跬上聲說文舉頭也又頭小而銳也又弁皃詩

十四

小雅有頍者弁

額从客音㗊又音客頟也髮下眉上曰額同頟又鼻莖山根為額

頸从巠音景頭莖也前曰頸後曰項

顙从桑音桑上聲額也又頏顙咽顙也俗謂顙脘

頷从含音罕撼頷含也口含物之車也或曰頰車亦所以載

額音㗊不誤省音諮 㗊藥額 額陌額 頷音罕誤省音撼 音菡 第廿頁

顄从函音頷同頷又音含頤也

頤从𦣝音移頷下為頤前漢賈誼傳頤指如意註但動頤

指揮則所欲皆如意也又養也百年期頤飲食居處

皆待於養也

領从令音嶺頸也，

顴从雚音權面上骨在兩眼下突出者也

按相書顴骨主有威權故男子之顴骨宜顯女子之顴骨宜藏若病人之顴骨紅如拇指大此腎水枯也主危平人之顴骨發紅者亦不吉

煩从火音繁火病也内經因於暑汗煩則喘喝吳鞠通曰煩字从火从頁謂心氣不甯而面若火爍也

按頭總名也以其居衆體之上曰首有髮處曰顱頭之

巔曰頂頂前凹處曰顖頂後曰腦腦後髮際盡處曰項顖前髮際盡處曰顙鼻莖起處曰頞眼下突骨曰顴曰頔曰頄面側兩旁曰頰曰顋顋下曰頷頷下曰頤口下盡處曰頦頦下曰喉頭莖曰頸腦後曰項項下有兩肩肩端兩骨間為髃骨肩髆上際處為天柱骨肩後下為肩髆椎骨為脊挾脊為膂膂上兩角為肩解肩解下成片骨為肩胛脊骨盡處為尻骨尻上橫骨為腰骨挾腰骨兩旁為機機後為臀脇上際為腋腋下有骨為脇脇又名胠脇骨之下為季脇股

外為髀捷骨之下為髀樞髀内為股髀前膝上起肉處為伏兎伏兎下捥膝筋中為臏膝之背面曲處為膕膕下大肉為腨脛骨為骭足上兩旁起骨為踝足面為跗足後根曰跟亦曰足踵肩下兩肢為臂肩膊下對腋處為臑盡處為肘肘下臂骨盡處為腕腕下鋭骨亦名踝骨肘前屈處為曲澤

人字類

傴 从人區音於上聲俗讀作偶說文僂也病背曲也

僂 从人婁音縷又音樓有上去平三聲病背曲也

廿六

27

㑊从亦音亦内經腎病體解㑊然馬註所謂强不强弱不弱寒不寒熱不熱解解然㑊㑊然懈怠安卧是也由骨髓消鑠足胻酸疼體解㑊然解音懈　又經曰尺脉緩濇謂之解㑊又病善食而瘦謂之食㑊

髟字類

髟音猋又音彪說文長髮猋猋也

髮从犮音發首上毛也

髡从兀音坤鬄髮者也又音兀

髹从木音休同髤髮赤多黑少之色也又以漆飾物曰髹

髢从也音替一名髲人髮少而假他人之髮以為飾也

鬢从賓音儐去聲頰髮也

鬚从須音須在頤曰鬚

髭从此音訾口上鬚也俗名胡髭

髯从冉音冉平聲在頰曰髯

鬌从有音朶小兒翦髮曰鬌

鬀从弟音剔小兒去髮曰鬀俗作剔非

目字類 音牧 肝之使也心之符也氣之清明者也

眼从良音顔上聲内經五藏六腑之精氣皆上注於目為之精精之窠為眼骨之精為瞳子筋之精為黑眼氣之精為白眼

眶从匡音筐眼之四圍眶郭也

十七

28

眥从此音劑去聲又音貲平聲說文目厓也俗云眼角也
近鼻者為内眥向耳者為外眥亦名鋭眥凡眼兩眥
病皆屬心

睛从青音精目珠子也

眸从牟音謀目童子也

眹从关音陳上聲說文目精子俗謂目童子

眦音義同眥又音柴去聲類篇恨視也又舉目相忤也范
睢傳睚眦之怨必報

睚从厓音崖舉目也詳眦字

盲从亡音蝱茫茫目無所視見也

眇从少音藐一目小也

眚从生音生上聲目病生翳也又過也左傳不以一眚掩大德又眚沴災氣也

眢从眢音宛目無明也又眸子枯陷也六書故井枯無水謂之眢井

眯从米音米又音寐廣韻物入目中也又塵粃迷視也

眵从多音鴟目汁凝也

眴从旬音縣與眩通目搖動也與瞚瞬眣瞤並通

瞀从敄音茂目不明也

瞶从貴音貴目無精也

[目掌]从掌音帳去聲定視也一作瞠

瞬从舜音順目自動也同瞚

瞭从尞音了目明也

眂从氏音嗜又通視也

眎古視字

矇从蒙音蒙目不明也如有物蔽之也釋名曰有眸子而失明蒙蒙無所見也

盲从亡音蝱茫茫目無所視見也

眇从少音藐一目小也

眚从生音生上聲目病生翳也又過也左傳不以一眚掩大德又青沴災氣也

眢从眢音宛目無明也又眸子枯陷也六書故井枯無水謂之眢井

眯从米音米又音寐廣韻物入目中也又塵粃迷視也

眵从多音鴟目汁凝也

眴从旬音縣與眩通目搖動也與瞚瞬眣瞤並通

廿

29

瞀从敄音茂目不明也

瞶从貴音貴目無精也

䁤从掌音棖去聲定視也一作瞠

瞬音順誤當音舜（与上眴亦同）順舜目自動也同瞚

瞭从尞音了目明也

眂从氏音嗜又通視也

眎古視字

矇从蒙音蒙目不明也如有物蔽之也釋名曰有眸子而
失明蒙蒙無所見也

䀮 當从巟作䀮 俗本从充譌作䀮非

眲 入声 从耳尼戹切音傉入声 第二九頁 原本误作音傉尼戹切

䀮从巟音荒目不明也内經雜病篇目䀮䀮然

䀽从延音延平去兩聲說文相顧視而行也病人眼䀽者
視人不正亦不精明也

瞤从閏音舜目動也又肉動掣也傷寒病有筋惕肉瞤証

瞫从覃音審深視也

瞑从冥音瞑平上二聲說文翕目也廣韻合目瞑瞑也皇
極經世在水者不瞑魚類也在風者瞑人物同也馬
援傳甘心瞑目

䁾从蔑音蔑目眥傷赤曰䁾

廿九

瞽从瞽音古目無童子也

瞪从登音棖平聲直視也

瞋从真音嗔平聲張目也

瞍从叟音叟與瞍同目有眹無珠子也

瞼从僉音檢目上下瞼皮也

䀹从夾音接目旁毛也

䀹从夾音閃䀹䀹目數動也

眲从耳音停尼切入聲又溺格切音搦輕視也楊子方言楊越之郊凡人相侮以為無知謂之眲眲耳目不

睪音亦又音宅与澤同

睪与皋同。皋。澤岸也。训澤。非音澤也。

此字並与澤音當改正

第三十頁

相信也

眩从玄音衒目無常主也又惑也亂也同眴

睢从隹音雖恣睢仰視怒貌

瞏音瓊説文曰驚視也註目直眂而若驚也素問少陽終者目瞏絶系以系絶故目直也舊註作環字非也

睪从幸音亦（又音宅與澤同）説文伺視也又引也

睫从疌音接目旁毛也

睾音高與臯同澤（皋）也（岸也）又與澤同音澤方書臀丸亦名睾丸

瞖从醫音翳目上生物如霧翳相蒙也

瞙从莫音莫目生翳也

睜从爭疾郢切音穽眳睜不悅視也俗謂開目而視曰睜

睒从炎音閃暫視也晶熒皃又電光也

督从叔音篤方書奇經八脈有督脈陽脈也起於腎下胞

中由尾閭逆行入腦中

按督者率也又中央為督所以督率兩旁也

睡从垂音瑞目垂下也

眉从眉音麋目上毛也釋名眉媚也有嫵媚也

瞎从害音㔠許轄切入聲目盲也

瞢

音木平声是讀若孟非不如改音懞爲便

瞢从苜謨中切音木平聲讀若孟又音茂入聲又音夢

瞿下注當曰从隻又音攫鷩顧也易震卦視ㄧㄧ疏不專視之容目不正也徐邈讀若詎又ㄧ鑠輕健貌原文字異請更正

卅一頁

不明也悶也

矌从廣音曠目無眹也又目無光也

矍从隻音攫讀作詎易震卦視矍矍疏不專視之也目不正也又矍鑠輕健貌

鷩顧也易震卦視矍矍疏不專視之容目不正也徐邈讀若詎

瞯从閒音閑又閒去聲視也與瞰闞闚覸矙覷等字同俗讀作罕非

又音閒平聲說文戴目也謂目望陽也

覸

瞯注內覸當作覸

耳字類

聰从囪音匆耳善聽也

聳从從音竦聾也言人無所聞常聳耳也又敬也警也

聱从敖音謷說文不聽也聱牙為其不相聽也又辭不平

易謂之詰曲聱牙

聾从龍音龍耳無聞也

按龍無耳但以角聽故人之耳無聞者曰聾

聤从亭音廷耳出惡水也小兒耳聤病以胭脂浸水滴耳

中或用夜明砂射香為細末拭淨耳孔用末傳之效

又治聤耳方用射香硼沙雄黃蟈蟈虫研末以紙捻

摻入耳中

瞢从苜謨中切音木平聲讀若孟音懵又音茂入聲又音蒙目
不明也悶也
曠从廣音曠目無眹也又目無光也
矍从隻音攫讀作諕易震卦視矍矍不專視之也目不正也又矍鑠輕健貌
驚顧也易震卦視矍矍疏不專視之容目不正也徐邈讀若諕
瞯从閒音閑又音閒去聲視也與瞰闞覵矙觀等字同俗讀
平聲說文瞯戴目也謂目望陽也
作罕非
瞯 注內觀當作覸
耳字類
聰从悤音匆耳善聽也

十一

32

聳从從音竦聾也言人無所聞常聳耳也又敬也警也

聱从敖音謷説文不聽也聱牙為其不相聽也又辭不平

易謂之詰曲聱牙

聾从龍音龍耳無聞也

按龍無耳但以角聽故人之耳無聞者曰聾

聤从亭音廷耳出惡水也小兒耳聤病以胭脂浸水滴耳

中或用夜明砂射香為細末拭淨耳孔用末傳之效

又治聤耳方用射香硼沙雄黃蟈蟈虫研末以紙捻

摻入耳中

聹从寧音凝耳中垢也

聒从舌音括聲擾也

𦗩从喿音剿子小切病耳鳴也

聜从空音底耳患膿也

聄从㐱音軫告也聽也方書謂耳聄耳瘡内外腫痛皆是屬三焦與肝經血虛風熱或怒動肝火所致

鼻字類

鼽从九音裘病寒鼻窒也釋名鼻塞曰鼽鼽久也涕久不通也

䶊从丑音忸入聲鼻出血也通作衄

鼾从干音翰卧息聲也

⿰鼻虒从虒音帝鼻噴氣也

齆从邕音甕鼻塞曰齆

齇从虘音樝鼻上皰也

䶑从弟音替鼻出液也

口字類

吃从乞音訖說文言蹇難也出言吃吃不能敏速也

移在後廿五頁

喫从契音訖同吃食也飲也

呑从天土根切音⿰阝呑呑咽也

吃已見後卅五頁此處可刪
或將後一節移并於此

噎从壹音咽入聲飯窒也病噎膈者飲食入咽在膈中不能下旋即吐出有因鬱怒不解而氣窒血凝者有因反胃日久胃脘液涸而腫者有因飲食之際忽聞失意事而神思頓結者

呼从乎音乎出息也方書呼出心與肺道書呼出脾氣也

吸从及音翕入息也方書吸入腎與肝

吹从欠音炊噓也出氣也道書吹出腎氣也方書婦人有陰吹病前陰出氣有聲也

噓从虛音虛道書噓出肝氣也

卄三

呬从四音叩許四切道書呬出肺氣

呵从可音訶虎何切平聲出氣也又呵呵笑也病有呵欠
道書呵出心氣也

咽从因音燕平聲咽喉也與嚥同又音晏去聲吞物也

嗌从益音益咽喉也

嗓从桑音顙喉也

吤从介音戒聲也又音箇義同靈樞心脉大甚為喉吤註
喉中吤然有聲也內經嗌中吤吤然有聲數唾

喎从咼音呱又空媧切音哇說文口戾不正

嗉 从素音素鳥喉中受食之處也

噯 从愛音藹玉篇暖氣也

嗢 从𥁕乙骨切音榅又烏八切音穵嗢嗢吐噦之貌

唏 从希音喜又音稀與欷同哀痛不泣曰唏陰與陽絕也

嗞 从茲音茲嗞煎心不欲而形諸口也小兒病常有之

呻 从申音申說文吟也人病中有聲曰呻吟

喑 从音音陰失聲不能言也又啼極無聲曰喑

啞 从亞音雅笑言也易震卦笑言啞啞又口不言曰啞此字有平上去入四聲

廿四

25

哽从更音梗語為舌所介也又咽塞也

嗄从夏音沙去聲集韻聲變也老子道德經終日號而聲
不嗄和之至也

喝从曷音餲又音曷噎塞也又恐喝怒聲也

吐从土音土口出物也病因胃逆一名反胃有物無聲謂
之吐食入而即吐者火也朝食暮吐者胃冷也

嘔从區音歐病反胃有聲有物者謂之嘔

喘从耑音舛說文疾息也从耑者氣耑於口也

哮从孝虛交切音嗃同唬平聲或作酵叶呼也方書以喉

十四

中痰喘呀呷作聲者為哮吼病

咳 从亥音慨咳嗽也又音該小兒笑也

嗽 从欶音謏去聲咳嗽也方書形寒飲冷則傷肺肺傷則咳嗽咳而有痰者輕咳而無痰者重

唾 从垂音毻去聲口液也唾沫也方書腎主五液自入為唾故多唾者為腎虛

呃 从厄音戹呃逆病氣逆上衝作聲也俗名打咸觀呃逆之人與冷水即作格咸之聲仲景傷寒論所謂餲餲者是也胃中有水者辛以散之即愈病久而不止者危

十五

16

噦从歲音月有聲無物乾嘔也以其有月月之聲故名曰噦也有虛實寒熱輕重新久之辨内經曰病深者其聲噦壞症也然屬寒者温之屬熱者降之多有得愈者

説文言謇難也出言吃吃不能敏速也方書

吃从乞音訖吃逆病即今之所謂噯氣也因飽食太急即時作噯而不食臭〔食不下〕故曰吃逆又出言吃吃言蹇難也

噫从意音醫又音呃噫氣病因過食傷食過時作噯有食臭氣故名曰噫氣也又傷痛聲也

噤从禁音禁病齒牙相抵而不能言也

嚏从疐音帝鼻噴有聲也方書肺和則能嚏又試病法病

重者以辛散之藥嗅鼻中使之嚏有則吉無則凶近
事閱歷一男子終日多嚏不止遂病癲狂此由肺虛
而邪乘之也

囈 从藝音詣玉篇睡語也神虛而口妄言也周穆王傳眠
中唵囈呻呼

唵 从弇音庵

喃 从南音諗平聲又音南呢喃語聲也又嚼喃嘗也

㕮 从父音府咀嚼也古人切藥不用鐵刀但以口咬細如
豆大故藥之輕劑曰㕮咀

廿六

37

咀 从且音苴又音沮平聲口嚼物也

喀 从客音客列子兩手據地而歐之不出喀喀然集韻嘔也

吮 从允徂兗切音雋上聲舐也以口舐物曰吮與欶同

嚇 从赫音罅虛訝切又音赫怒也小兒多受驚嚇而成疾

啜 从叕音輟茹也嘗也禮記啜菽飲水

哺 从甫音捕又音甫說文哺咀也口中嚼食也

吻 从勿音抆口邊也脣也

舌字類

舌从干食列切然入聲俗讀為攝入聲从干从口凡物入
口必干於舌也

舔从忝音忝以舌舔物也

舓从易音士上聲以舌取物也或作舐

舐从氏俗舓字

舑从丹音耼吐舌也又音眹⿰舌詹舑吐舌貌

齒字類

齒音⿰糸止說文口齗骨也上曰齒下曰牙壯齒曰牙男子八
月女子七月而生齒

十七

38

齔从匕音瀙上聲又音襯去聲从匕之匕音化說文毁齒也男子八月生齒八歲而齔齒女子七月生齒七歲而齔齒

齘从介音械齒相切也病有口噤而齒相切者為齘齒

齦从艮音懇說文齧也又音虒平聲齒根肉也

齗从斤音虒魚斤切平聲說文齒本也又齗齗爭辯貌

齲从禹顆羽切音踽說文齒蠹也虫齧之齒缺朽者也內經註齒痛曰齲上齒屬手陽明大腸經下齒屬足陽明胃經

廿七

齝从台音癡說文吐而噍也牛食草已久復吐而嚼之

心字類

心音新方書心爲火藏心藏神爲形之君也

恙从羊音漾憂也無病謂之無恙

志从士音誌說文志者心之所之也方書五志之病肝志

怒心志喜脾志思肺志悲腎志恐

忐从上音毯忐忑心虛也

忑从下音慝解見上忐字

忘从亡音亡說文不識也又音妄莊子達生篇氣下而不

廿八

上則使人善忘故病善忘者心神不足也

怔从正音征怔忪遑遽也方書以心悸病為怔忡

忡从中音充詩召南憂心忡忡

忪从公音鍾玉篇心動不定貌又驚也

怕从白音帕懼也

怯从去音𤵸乞業切入聲多畏也又音却

恇从匡音匡說文怯也

怏从央音央去聲又平聲廣韻怏悵也情不滿足也

恚从圭音惠怒也恨也

恧从而音忸入聲心愧為恧說文慙也

恫从同音通呻吟也又音捅又音洞

悶从門音懣心煩也

惷从春音蠢擾動也

惷从舂音舂愚也癡騃也

懣从滿莫困切音悶又音悗倉公傳使人煩懣食不下

懘从滯音痓又音敗不和也

憊从備音敗病困也

憨从敢音蚶愚也癡也

廿九

40

憧从童音衝意不定也易憧憧往來

悗从免音悶又音懣去聲廢忘也

慄从栗音立懼也内經怢慄註振寒貌

愊从畐音逼心鬱結也

惋从宛音腕驚歎也駭恨也

悸从季音季心動也方書水淩心則心下悸水在腎則臍下悸欲作奔豚

憔从焦音樵廣韻燋悴瘦也

悴从卒音萃與顇通説文憂貌靈樞毛悴色夭言貌瘦而

毛焦面無血色也

怢 从失他結切音佚又音哭内經佚慄而不能食註佚慄振寒也

怭 从必音弼滿也同佖内經佖然若有得

怳 从兄音謊狂也内經怳然若有失也

惕 从易音剔心悚惕也病有筋惕肉瞤

悒 从邑音邑腹中不暢也

慴 从習音涉又音牒又音習恐懼也

懊 从奥音襖心中不安則懊惱也

慒从曹音糟病心中慒雜有痰火蟲三證

忿从分音憤恨怒也大學身有所忿懥則不得其正

怖从布音布病心驚膽怖怖懼也

憹从農音農又音惱傷寒病有懊憹證

手字類

拇从母音某易咸其拇拇足大指也

掌从尚音章上聲手中心也

掉从卓音窕上去二聲搖動也内經諸病掉眩皆屬於肝方書行則振掉

掣从制音徹入聲抽掣也病筋節四肢一伸一縮即瘛瘲證也

拳从关音權屈手也

攣从䜌音戀平聲又去聲說文係也凡拘牽連係者皆曰攣病有手足拘攣

招从召音恰爪刺也以手之爪按皮曰招

挫从坐音趖有平去二聲折傷曰挫

擘从辟音僻孟子註曰擘手之大指也

蘗即音百分擘也以手分物也

擗音闢以手拊心也傷寒論振振欲擗地謂以手拊地也

摻 从參音慘（毿讀與衫近）上聲又平聲摻攦也謂以藥末乾灑於病處曰摻凡以乾粉末加物皆曰摻

擾 从憂音繞煩也亂也

攉 从霍音霍手反覆也搖手曰揮反手曰覆（攉）

摍 从畜音畜動而痛也又牽制也病手指牽動曰摍搦

搦 从弱音諾按也廣韻捉搦也

撮 从最音竄入聲說文四圭也以三指取物曰撮

撒 从散音薩散之也今俗云撒手撒潑皆用撒（此）字

擦 从察音察摩之急也

攃 从蔡音薩桑葛切與撒同

掐音恰〇渼洽　擘音僻〇渼当音蘗〇百音　分擘也即以手分物之理　㧟音騎上声渼当音耗衫近讀与上声　江浙俗語以肩未乾濕瘡足曰㧟凡以耗物加物皆曰㧟眉

擢注反手曰攉〇渼霍　搦音諾〇渼諾　撒注皆用撒不必作皆用此字為明

趾从止　止足也从此者足行一進一止也

四十頁

跗从付音膚足背也同趺

趺从夫音膚與跗同金匱趺陽胃脈也

跟从艮音根足踵也釋名足後曰跟在下旁著地一體任之象本根也

跛从皮音播足偏廢曰跛說文行不正也

跨从夸音胯又音庫兩股間也

踝从果音跨說文足踝也足跟後兩旁起骨也今人謂之

四十三

43

孤拐骨又謂之核骨按足之踝骨有内有外手腕下
銳骨亦名踝骨

躄 从辟音僻足不能行也同躃

踡 从卷音權踡跼不伸也

踵 从重音腫足後曰踵説文追也又至也

躠 从薛音撤又音薛蹩躠足跛病也

蹩 从敝音必蹩躠旋行貌又音别

蹷 从厥音厥暴厥病氣從下蹷起上行及心脅其人若死
又同蹶動也走也速也

足字類

趾 从止音止足也从止者足行一進一止也

跗 从付音膚足背也同趺

趺 从夫音膚與跗同金匱趺陽胃脈也

跟 从艮音根足踵也釋名足後曰跟在下旁著地一體任之象本根也

跛 从皮音播足偏廢曰跛説文行不正也

跨 从夸音胯又音庫兩股間也

踝 从果音跨説文足踝也足跟後兩旁起骨也今人謂之

孤拐骨又謂之核骨按足之踝骨有内有外手腕下鋭骨亦名踝骨

躄从辟音僻足不能行也同躃

踡从卷音權踡跼不伸也

踵从重音腫足後曰踵説文追也又至也

躠从薛音撒又音薛躠躠足跛病也

蹩从敝音必蹩躠旋行貌又音别

蹷从厥音厥暴厥病氣從下蹷起上行及心脅其人若死又同蹶動也走也速也

蹶　音厥說文僵也一曰跳也廣韻失足曰蹶蹶猶挫也又
竭蹶顛倒也又音劂去聲詩良士蹶蹶註蹶蹶敏也

蹻　从喬音喬又音蟜說文舉足行高也方書有陰蹻陽蹻
二脉字同蹺又極虐切音噱入聲

踹　从耑都玩切音鍛去聲又市兗切音剬上聲足跟也淮
南子云踹足而怒踹足者蹀足也

躁　从喿音竈釋名躁燥也物燥乃動而飛揚也又動也易
繫辭躁人之辭多方書病心煩而手足擾者謂之煩
躁

隻

趺从失音耋玉篇仆也从失从足人失足曰趺

蹁从扁音跰説文足不正也或讀作偏蹁躚旋行貌

⿰足炙从炙音職足掌也賈誼治安策曰又苦⿰足炙盭言足⿰足炙反戾不能行也

蹠从庶音隻入聲又音翥去聲跳也内經曰蹠跛風寒溼之病也字同跖

蹣从蔏音槃蹣跚旋行貌

肉字類

肊从乙音億胷骨也或作臆

肓从亡音荒說文心上鬲下也又有下肓穴在臍下一寸半宛宛中

肘从寸音帚說文臂節也从肉从寸寸手寸口也徐氏曰寸口手腕動脈處也

肚从土音賭腹肚也胃也俗謂之肚又音杜

肛从工音江六書故大腸端肛門也註肛也言其處似車釭故曰肛門即廣腸之門也

肝从干音干說文木臟也正字通左三葉右四葉以膽為府附脊第九椎釋名肝幹也五行屬木故其體狀有

枝幹也

股 从殳音古說文髀也韻會脛本曰股輔下體者也

肢 从支音支或作胑體四胑也又腰肢

肞 从乇音都集韻椎之大者又胍肞大腹皃

肧 从不音坏平聲婦孕一月也集韻肧胎未成物之始也
又器物未成者亦曰肧俗作胚

肩 从户音堅項下膊上臂本曰肩爾雅肩克也又勝也又
獸三歲曰肩

肪 从方音芳說文肥也又脂也

四十四

肬从尤音尤贅肬也

肮从亢音杭咽也又音沆義同

肳从勿音吻同吻口邊也

肶从比音毗說文牛百葉也又鳥之膍胵也肶本作膍又
音陛

肺从巿音廢說文金藏也玉篇肺之言敷也肺主藏魄六
葉兩耳凡八葉附脊第三椎

䏚从少音杪䏚在季脇下俠脇兩旁虛輭處

胃从田音謂說文穀府也从田从肉象形

四十五

46

胆从旦音但說文肥肉也正字通俗以胆為膽非

背从北音輩脊背身之陰也

胎从台音台胎始也凡孕而未生皆曰胎說文婦孕三月
也

⿱加肉从加从肉音嘉瘡痂也

胕从付音附人之六腑也又音膚足背也同跗

胔从此从肉音漬說文鳥獸殘骨也

胗从㐱音軫皮外小起癮疹也內經胃病口喎脣胗脣起
瘡也

胛 从甲音甲廣韻背胛一曰闔也與肩髆相會合俗謂肩甲

胝 从氐音癡胼胝皮厚也人習勞則手足之皮膚厚又音帝又音支義並同

胞 从包音抛又音苞胎之衣也

胠 从去音區脇也一曰旁開為胠又脇上曰胠又音去

胟 从母音母同拇大拇指也

胭 从因音烟說文咽喉也

胯 从夸音庫說文股也正韻腰胯兩股之間也

胰从夷音夷夾脊肉也與⿰月𦣝同

胱从光音光膀胱水府也

胲从亥音該足大指毛肉也

胳从各音各說文腋下也

⿰月𦣝从𦣝音飴豕息也亦作胰

胵从至音雎平聲鳥之胃牛之百葉曰膍胵

胷从匈音凶人之膺也

胻从行音行又音杏又音炕說文脛耑也又肚也

胼从幷音蹁胼胝皮堅厚也

四六

脂 从旨音祇禽獸腴也凝者曰脂釋者為膏戴角者脂無角者膏

脅 从劦音協腋下身左右兩旁曰脅

脈 从𠂢音麥血理也五藏六府之氣分流四肢也俗作脉非

脊 从夾音積背心也手足之所不及故謂之脊又脊積也積續骨節脈絡上下也

腴 从央音央又倚浪切音怏義並同解見脖字

脖 从孛音勃脖腴臍也靈樞肓之原出於脖腴

脘 本作掔誤掔音拿當作掔 注中共四字皆旨改正 字通胃之受水穀曰脘臍上五寸為上脘臍上四寸即胃之幕為中脘臍上二寸當胃下口為下脘

腳 从却音蹻說文脛也釋名腳却也以其坐時却在後也

脛 从巠音近說文胻也又足骨也

脞 从坐音陛脞脛胃脘也

脢 从每音枚說文背肉也脊側之肉也正字通脢即膂也心繫於膂以奠神明宰庶務

脣 从辰音純口邊也脣者齒之垣也故曰脣亡則齒寒又

脂 从旨音祇禽獸腴也凝者曰脂釋者為膏戴角者脂無角者膏

脅 从劦音協腋下身左右兩旁曰脅

脈 从𠂢音麥血理也五藏六府之氣分流四肢也俗作脉非

脊 从夹音積背心也手足之所不及故謂之脊又脊積也積續骨節脈絡上下也

胦 从央音央又倚浪切音坱義並同解見脖字

脖 从孛音勃脖胦臍也靈樞肓之原出於脖胦

脘 从完音管說文曰胃府也正字通胃之受水穀曰脘臍上五寸為上脘臍上四寸即胃之幕為中脘臍上二寸當胃下口為下脘

脚 从却音蹻說文脛也釋名脚却也以其坐時却在後也

脛 从巠音近說文胻也又足骨也

䏶 从坒音陛䏶胵胃脘也

脢 从每音枚說文背肉也脊側之肉也正字通脢即膂也心繫於膂以奠神明宰庶務

脣 从辰音純口邊也脣者齒之垣也故曰脣亡則齒寒又

脘注臍下四寸誤當是臍上四寸　脣注同脗當皆作脗　下頁脹注內經曰衛氣逆行云云數句讀不成文疑有脫誤　四十七　八頁

同脗

朘 从夋音宣說文赤子陰也縮也減也董仲舒傳民日削月朘

脬 从孚音拋說文膀胱也

脰 从豆音豆項也頸也

膕 从国音國腳曲也同膕

脹 从長音帳腹滿也內經曰衛氣逆行則並脈循分肉者始為脈脹而成為膚脹耳當寫其三里三里者胃經之合也有胃脹大小腸脹膀胱脹膽脹諸證又有心

脹肝脹腎脹等症

脾从卑音陴說文土臟也釋名脾裨也在胃下脾助胃氣主化穀也

⿱攺月从攺音起說文腓腸也玉篇肥腸也

䐃从囷音窘上聲囙腸中脂也素問脱肉破䐃註䐃謂肘膝後肉如塊者

腋从夜音睪肘腋胳也在肘後左右脇之間曰腋

腎从臤音裖時軫切上聲說文水藏也腎當胃下兩旁與臍平直筋外有脂裹表白裹黑

四八

掔

腑 从府音甫人身中之膽胃大小腸膀胱三焦謂之六府

腓 从非音肥說文脛腨也脛後肉肥腸也易咸卦咸其腓
註腓足之腓腸也

腔 从空音啌說文內空也骨體曰腔俗謂歌曲調曰腔

腕 从宛音惋本作掔手掔也揚雄曰掔握也釋名腕宛也
言可宛曲也儀禮註手後節中曰掔亦作掔字書誤

腠 从奏音湊膚腠也肉理分際也扁鵲傳君有疾在腠理

腥 从星音星說文豕肉中生小息肉也因星見而飼豕所
生故肉中似米又肉未熟曰腥方書肺之臭腥

腦从𡿺音惱說文腦頭髓也

腧从俞音戍五臟腧穴也古作俞靈樞五藏五腧五五二十五腧六府六腧六六三十六腧

腨从耑音踹俗曰脚肚即人骭骨後廉之肥肉也腓腹為腨

腰从要音要平聲釋名腰約也在人體之中約結而小也

腷从畐音愊腷臆意不泄也

腸从昜音長大腸小腸六府之二名也

腹从复音福說文腹厚也又肚也又腹懷抱也

膀从旁音旁說文脅也又膀胱脬也

臁 音嗛上声 作去声误

退从艮音退上聲腿脛也正字通脛股後肉也俗謂股大

臁从兼音嗛（上聲）腰左右虛肉處凡畜腰後窌處曰臁窩

膂从旅音吕說文脊骨也膂肉也同膐

膃从昷音頞烏沒切頞音温入聲（讀作屋）膃肭肥耎又藥

膃 注頞音温入声 切當云 狗腎

讀作屋 三字宜删

肋从力音勒脅骨也釋名肋勒也檢勒五藏也

膈从鬲音隔胷隔也肓也釋名膈塞也管上下使氣與穀不相亂也

五十

膊 从尃音粕肩膊也又音博

膍 从毘音毗平聲膍胵鳥之腸胃也牛之百葉曰膍

膏 从高音高肥也又心下為膏

膘 从票音縹牛脅後髀之前連膚肉曰膘今謂馬肥為膘

肥

膚 从膚音跗皮也又美也大也

膜 从莫音莫説文肉間脈膜也釋名膜幕也幕絡一體也

膝 从桼音悉説文脛頭肉也釋名膝伸也可屈伸也俗作

膝非

腿从退音退上聲腿脛也正字通脛股後肉也俗謂股大
腿腓小腿

膁从兼音嗛上聲腰左右虛肉處凡畜腰後窊處曰膁窩

膂从旅音呂說文脊骨也膂肉也同𦙶

膃从𥁕音頞烏沒切頞音溫入聲讀作屋膃肭肥耎又藥
名膃肭臍俗名海狗腎

肋从力音勒脅骨也釋名肋勒也檢勒五藏也

膈从鬲音隔胷隔也肓也釋名膈塞也管上下使氣與穀
不相亂也

五十

膞 从專音粕肩膞也又音博

膍 从毘音毗平聲膍胵鳥之腸胃也牛之百葉曰膍

膏 从高音高肥也又心下為膏

膘 从票音縹牛脅後髀之前連膚肉曰膘今謂馬肥為膘肥

膚 从膚音跗皮也又美也大也

膜 从莫音莫說文肉間胲膜也釋名膜幕也幕絡一體也

膝 从桼音悉說文脛頭肉也釋名膝伸也可屈伸也俗作膝非

膨从彭音彭脹也

膻从亶音誕内經膻中者臣使之官喜樂出焉又音袒

髓从遀音雖上聲骨中脂也

膽从詹都敢切音黵白虎通膽者肝之府也肝主仁仁者不忍故以膽斷人怒無不色青目張者是膽之效也

俗作胆非

膿从農音農説文腫血也

腫从重音種瘡瘍也又肌肉浮滿也

臀从殿音屯説文髀也尻也博雅臀謂之脽一作臋

脽从隹音誰又音推尻也臀也
臁从廉音廉脛膝也
臂从辟音嬖肱也腕也今人謂自肩至肘曰臑自肘至腕曰臂
䐹音甓又音霹積病也本作癖
臃从雍音邕説文腫也
臆从意音億説文胷肉也揚子方言臆滿也又抑也抑氣所塞也
臉从僉音檢目下頰上也

臊从喿音騷説文豕膏臭也方書肝其臭臊

臍从齊音齊正字通子初生所繫也斷之爲臍帶以其當心腎之中前值神闕後值命門故謂之臍也

臏从賓音牝正義曰脛骨也

臑从需音儒又音跳又音而又音輐臂臑謂肩腳也史説取龜前足臑骨穿佩之入山林不迷

臟从藏音藏去聲字彙臟者藏也精藏於腎魂藏於肝神藏於心魄藏於肺志藏於脾

臄从豦音噱極虐切入聲口上曰臄

䐈从函音含口下曰䐈

䐜从真音瞋肉脹起也病腹中䐜脹

䏶與齶同

䐐从賁音憤内經諸氣膹鬱皆屬於肺劉河間曰膹謂膹滿也

胂从申音伸内經兩髁胂上註兩髁即腰骨兩旁起骨也胂兩髁骨下肉也

䐿从芻音縐肉皮起紋也同皺

肕从引音胤去聲脊肉也内經赤色廣肕

腯　从盾音突肥肉也内經病在少腹刺皮腯以下

腄　从垂音箠又音縋又音誰又音瑞又音尤内經小腹腄
腄然下垂之貌

脝　音亨誤烹亨彭脝脹也

腊　从昔音昔乾肉也内經寒熱篇毛髮焦鼻槁腊不得汗

䐈　从直音直肥也黏也内經客於胞䐈則夢溲便註邪氣
客於旁光之肉也

骨字類

骪　从几音雞與肌同

骫从凡音委骨曲也骫古委字謂曲也

骭从干音幹骭脚脛也甯戚飯牛歌短布單衣適至骭

骰从殳音頭博陸采具也又音古同股

骱从介音戛又音曷又音械又音轄小骨也又堅也

𩨷从可音珂又音𪗉去聲腰骨也

骴从此音疵說文鳥獸殘骨骴骴可惡也

骷从古音枯

骶从氐音帝又音邸臀也又背謂之骶又尾骶骨即尾閭骨也

腯 从盾音突肥肉也内經病在少腹刺皮腯以下

腄 从垂音箠又音縋又音誰又音瑞又音尤内經小腹腄

腄然下垂之貌

脝 从亨音亨膨脝脹也

腊 从昔音昔乾肉也内經寒熱篇毛髮焦鼻槁腊不得汗

⿰月直 从直音直肥也黏也内經客於胞⿰月直則夢溲便註邪氣

客於旁光之内也

骨字類

⿰骨几 从几音雞與肌同

五十三

骪从凡音委骨曲也骪古委字謂曲也

骭从干音幹骭脚脛也寗戚飯牛歌短布單衣適至骭

骰从殳音頭博陸采具也又音古同股

骱从介音戛又音曷又音械又音轄小骨也又堅也

䯊从可音珂又音⿰齒可去聲腰骨也

骴从此音疵說文鳥獸殘骨骴骴可惡也

骷从古音枯

骶从氐音帝又音邸臀也又背謂之骶又尾骶骨即尾閭骨也

骸 从亥音諧骨也脛骨亦謂之骸

骹 从交音敲廣韻脛骨近足細處

骼 从各音格骨枯曰骼凡人物皆是

骽 从妥吐猥切與腿同

髀 从卑音俾說文股也釋名髀卑也在下稱也股上為髀
髀前起肉處為伏兔伏兔後為髀關捥膝筋中為臏
脛骨為骭足面曰跗

䯫 从空音腔髖䯫尻骨也

髂 从客音[illegible]去聲腰骨也

髎从翏音聊方書有天髎居髎穴名玉篇髖也

䯒从童音幢尻骨也

骻从夸音跨腰骨也股間也同跨

髃从禺音虞肩前兩間骨也又語口切音偶又五公切音㟅義並同

髓从遀音瀡上聲説文骨中脂也

體从豊音涕上聲釋名體第也骨肉毛血表裏大小相次第也

髖从寬音寬兩股間也

骬 从于雲俱切音于髃骬也正字通胸前缺盆骨也靈樞經缺盆以下至髃骬長九寸若過于九寸而始至髃骬則其肺必大

髃 从禺音禺又音歇髃骬肩骨也一名尾翳一名鳩尾蔽骨之端

髀 从卑音比去聲又傍禮切音陛又音弭義同
正韻俾說文股也釋名髀卑也在下稱也

骱 从行音行字典玉篇云牛脊後骨醫書骱寒且瘦謂腳脛也同胻

髺 从舌同髻音括骨端也又音活又音滑

五十五

56

髁从果音課又音跨又音科又音顆說文髀骨也

皮字類

皯从干音干上聲面黑氣也

皰从包音庖去聲正字通凡手足臂肘暴起如水泡者謂之皰

皴从夋音逡說文皮細起也皴裂也畫家有皴法

皸从軍音君手足坼裂也

皺从芻音縐面縐有紋也

皻从虘音渣鼻上皰也素問汗出當風寒薄為皻皻俗云

粉刺也俗寫作皶

毛字類

毛　眉髮之屬又脈名内經肺脈毛言浮而輕虛如毛也

毫　音豪長鋭毛也

血字類

衃　从不音坏說文凝血也血色赤黑者也

衄　从丑音忸鼻出血也俗作衂

衇　从𠂢音麥同脈俗作脉非

言字類

諵从南音南同喃多言貌

謇从寒音蹇口吃難於言也

譫从詹音瞻心病譫妄狂亂多言也莊子齊物論大言炎炎小言詹詹

按譫病屬心以心主言也然有虛實二症實症者病起於溫熱心火重而神亂致狂言妄語如見鬼神其人能起能坐眼赤睛黄用涼心解毒之藥可愈虛症者病亦起於溫熱惟日久心腎不交神魂不守狂妄多言其人身重不起不能知人按其脈不洪不數如燈

讝 音詹疾而寐語也又女監切音近嚴病人自語也
原注又音近誤

之將息陽光飄忽非藥可醫試投以大劑參麥飲能
受者尚可療治

讝 从嚴音詹（疾而寐語也又女監切音與嚴近）又音近病人自語也寐語也

讛 从藝音藝寐語也又屏處語也與囈同

診 从㐱音軫視也占驗也視其脈及色候也

草字類

鞹 从卯音報方書刻作鞹者誤也

鞭 从便音編

鞕 从更音硬堅也同硬方書有大便硬後世傳寫多誤刻作鞭字者非

58

面字類

皯 从干音幹本作奸面黑氣也

皰 从包皮教切音骲面瘡也

虫字類

蚘 从尤音尤又音回人腹中所生之虫形長者也

螵蛸 上音飄下音消即烏賊魚骨一名海螵蛸又有桑螵蛸即桑樹所生之虫也

蝥 从敄音謀斑蝥毒虫一名斑貓

蝱 音盲齧人虫也淮南子云蝱散積血秋間集牛馬尾至重不能掉劉完素云蝱飲血治血因其性而用也

䗪 从庶音柘又音隻一名地鱉形黑而扁以刀斷之有白漿湊接斷處復能行走用以治跌撲損傷接骨甚驗

蛭 从至音質一名馬蝗生水中者名水蛭治人腹中有乾血者

蛤 音鴿蠃之小者也形似蚌而圓又吳人所食花蛤曰文蛤又海蚌名曰蛤蜊其肉可充海錯

蚶 从甘音憨狀如海蛤壳圓而厚有理縱横即藥名瓦壟子也

蛞 从舌音闊又音括蝸牛無殼者曰蛞蝓一名鼻涕虫能治蜈蚣毒外傅立愈餘效與蝸牛同

蚯 蚓 音邱 本草註蚓之行也引而後伸其塿如邱故名蚯蚓方書治病多用乾者能治筋絡拳縮一名地龍

蛻 从兌音稅又音唾皆去聲蛇蠶脱者之皮也

水字類

汗 从干音翰去聲心之液也方書奪血者無汗金匱尺脈微者不可汗失血者不可汗瘡家淋家咽乾等病俱

不可汗

沫从末音末口之涎沫也

洟从夷音夷又音替與涕同鼻涕鼻之液也又音體

涕从弟音體目之淚曰涕鼻之汁曰洟

沴从㐱音戾害也漢五行志惟金沴木又氣相傷謂之沴

又音殄又音涅

液从夜音繹字林液汁也方書腎主五液

淚从戾音類方書淚者肝之液也

沸从弗音芾水湧貌今人以水熱而涌起者謂之沸

蛭 从至音質一名馬蝗生水中者名水蛭治人腹中有乾血者

蛤 音鴿蜃之小者也形似蚌而圓又吳人所食花蛤曰文蛤又海蚌名曰蛤蜊其肉可充海錯

蚶 从甘音憨狀如海蛤殼圓而厚有理縱橫即藥名瓦壟子也

蛞 从舌音闊又音括蝸牛無殼者曰蛞蝓一名鼻涕虫能治蜈蚣毒外傅立愈餘效與蝸牛同

蚯 音邱 即邱引也 本草註蚓之行也引而後伸其塿如邱故名蚯蚓方書治病多用乾者能治筋絡拳縮一名地龍

蛻 从兌音稅又音唾皆去聲蛇蠶脫者之皮也

蚯蚓音邱引聖諱似宜缺筆敬避

汗 从干音翰去聲心之液也方書奪血者無汗金匱尺脈微者不可汗失血者不可汗瘡家淋家咽乾等病俱

五十七

沫 莫葛切音末今漢音莫（不可干）

沫从末音鼻口之涎沫也

洟从夷音夷又音替與涕同鼻涕鼻之液也又音體

涕从弟音體目之淚曰涕鼻之汁曰洟

沴从㐱音戾害也漢五行志惟金沴木又氣相傷謂之沴

又音殄又音涅

液从夜音繹字林液汁也方書腎主五液

淚从戾音類方書淚者肝之液也

沸从弗音芾水湧貌今人以水熱而涌起者謂之沸

泄从世音曳又音薛舒徐貌又漏也今人讀為亦者非

洩从曳音義同泄方書病大便利下水者曰洩泄

涎从延音唌平聲口液也病有口流涎者亦痰類也又音
羨又同次

淬从卒音倅去聲又音卒淬劍燒而入水也與焠通

溲从叜音搜人溺謂之溲後漢張堪傳遺矢溲便

滎从𤇾音熒説文小水也内經五藏有井滎腧經合以氣
之所出為井所流為滎所注為腧所行為經所入為
合

漐从執音蟄汗出貌

澼从辟音霹漂也莊子逍遥遊篇世世以洴澼絖為業言
漂絮也又音僻腸間水也

瀉从寫音寫泄瀉注下之病也

濈从戢音戢和也又疾速貌方書濈然汗出

漀从殸音磬出泉也又出酒也釋名漀猶傾也側器傾水
漿也

漬从責音胔浸漬也

濇从嗇音色不濡也脈訣有濇脈氣室血少也

灸注末通作久是别一義皆加又字　炅憬烱本是一音當曰音憬或作耿光也火字不要又音影
再加又音救義同五字　烱出䫗又音桂姓也不要同類二字　五九頁
沂从斤音素内經沂沂然寒慄

濼从樂音禄又音洛又音歷又音爍内經風痺淫濼註淫

泆消爍也

火字類

灸从久音九灼體療病也史記倉公傳形弊者不當關灸

鑱石及飲毒藥也通作久

炅从日音憬或作耿又音烱熲又光也又音影又音桂姓也 烱出䫗

炙从夕之石切音隻以火炮物也又音蔗薰炙親炙言親近也

焠从卒音倅火入水也

焦从隹音蕉火之臭味也内經心其臭焦又身中有三焦

熬从敖音敖以火乾物曰熬

炮从包音庖裹物入火而燒之也亦作炰又音砲去聲灼也

煑从者音渚説文亯也又煮棗地名

煉从柬音練鑠治金也

煨从畏烏灰切音隈火中熱物也

煎从前音湔説文熬也揚子方言凡物有汁而乾謂之煎

泝从斥音素内經泝泝然寒慄

濼从樂音祿又音洛又音歷又音爍内經風痺淫濼註淫泆消爍也

火字類

灸从久音九灼體療病也史記倉公傳形弊者不當關灸鑱石及飲毒藥也通作久

炅从日音憬或作耿又音炯熲亦光也又音影烟出貌又音桂姓也同熲

炙从夕之石切音隻以火炮物也又音蔗薰炙親炙言親近也

五十九

焠从卒音倅火入水也

焦从隹音蕉大之臭味也内經心其臭焦又身中有三焦

熬从敖音敖以火乾物曰熬

炮从包音庖裹物入火而燒之也亦作炰又音砲去聲灼
也

煑从者音渚說文亨也又煮棗地名

煉从柬音練鑠治金也

煨从畏烏灰切音隈火中熱物也

煎从前音湔說文熬也揚子方言凡物有汁而乾謂之煎

烹 从亨音磅左傳以烹魚肉

烘 从共音呼公切以火乾物也

爇 从蓺如劣切音焫入聲一作爇燒也

㶣 从矣音哀又音羲熱甚也內經焠㶣熱食

焫 从芮儒劣切音吶玉篇本作爇燒也又音萃

熇 从高正韻音郝火熾盛也靈樞曰勿刺熇熇之熱又考以火乾物也

炲 从台音臺煤也

煿 从尃音博灼也熱也同爆詳字註

爆从暴音博又音剝俗音豹集韻音瓃爇也迫於火也

熥从重音種上聲火燒起也内經氣之津液皆上熥於面

金字類

鈹从皮音帔又與披同大鍼也長四寸廣二分半

鎊从旁音滂平聲削也

鍼从咸音斟治疾有鍼法

鎞从毘音毗本作鈚醫者以金鎞刮人眼膜使復明

鑱从毚音巉鋭器也扁鵲傳鑱石橋引又鑱鍼長一寸六分

鍉从是音低靈樞鍉鍼長三寸半又音題歃血器又音匙鑰匙也

木字類

朮 从朮音術藥名生山中者名朮生平地者名薊有赤白二種赤朮即蒼朮白朮味甘古以浙省於潛產者為佳自明代迄今於潛朮絕少江浙皆種朮惟冬晒朮其精液足、極世人罕知、惟慕於朮之名、不知皆偽也甚有以蒼朮搽成團形者但有辛烈氣味耳不知尋常白朮尚是朮之本色因價賤而人忽之外臺秘方吃力伽丸即白朮也神農本草云煎汁久服可以長生

朴 音卜藥名厚皮木也本草一名逐折蜀地產者良

柘从石音蔗桑屬本草其木染黄赤色謂之柘黄天子服色也

桕从臼音舅烏桕木名陳藏器云葉可染皂子可壓油塗頭令白變黑為燈極明又名鵶舅

栲从考音考山樗也

栳从老音老栁木器也

椶从㚇音騣俗作棕說文栟櫚也本高一二丈葉如羽扇亦如車輪聚於木杪木性最堅中有花紋

櫨从盧音渣山樝也菓名亦可入藥消肉食之積

穀从壳从殳从木音谷楮也皮白者為穀皮斑者為楮葉
無瓣者為構一物而三名木皮可造白紙其實入藥
名楮實消水腫以刀斫其皮有白汁如膠可寫字飾
金

檗从辟音柏藥名黃檗皮可染物俗作黃柏

檉从聖音赬河柳也一名西河柳又名三春柳入藥發疹
毒

柹从巿音士果名燒炭研服可治便血俗寫作柿非

土字類

醫書埠字誤當作堆阜刪

埠从阜音阜土有餘則生堆埠土不及則成卑監

埠注中恐有誤字且所注音義不載字典不知何本

字典埠同步泊船埠頭埠頭水瀕也

苿音浮誤孚 尤韻 雲韵 六十二頁

芀音勒本草牛脂芀治七孔出血

艽音求又音交秦艽藥名出秦中以根作羅紋交糾者佳故名又音鳩通作𦬸

芐音戶說文地黃也一名地髓

苿音浮一名車前草詩國風采采苿苡

芤音摳本草蔥一名芤脈訣有芤脈按之即無舉之來至旁實中空者曰芤失血之脈也

榖从壳从殳从木音谷楮也皮白者為榖皮斑者為楮葉無辮者為構一物而三名木皮可造白紙其實入藥名楮實消水腫以刀斫其皮有白汁如膠可寫字飾金

檗从辟音柏藥名黄檗皮可染物俗作黄柏

檉从聖音赬河柳也一名西河柳又名三春柳入藥發疹毒

柹从巿音士果名燒炭研服可治便血俗寫作柿非

土字類

醫書埠字誤当作堆阜刪

埠从阜音阜土有餘則生堆埠土不及則成卑監

草字類

艻音勒本草牛脂艻治七孔出血

艽音求又音交秦艽藥名出秦中以根作羅紋交糾者佳故名又音鳩通作芁

苄音戶說文地黃也一名地髓

芣音浮一名車前草詩國風采采芣苡

芤音樞本草蔥一名芤脈訣有芤脈按之即無舉之來至旁實中空者曰芤失血之脈也

芫音元說文魚毒也漁家以此草煮水投之魚即死而浮
出花名芫花治水腫病

苜音牧本草苜蓿謂其宿根自生可飼牧牛馬也市中以
之混黃著而人不知

苓音靈伏靈藥名今作伏苓禀松氣而生產滇省者山中
自產也他處皆人力種成

茇从犮音跋草根也又音撥蓽茇藥名蒟醬生於蕃國大
而紫謂之蓽撥

茈音紫說文茈草也又鳧茈音疵勃薺也產野澤中饑歲

65

民人掘食之又茈菰似鳬茈而白一名蒻刀草一莖收十二實又音柴柴胡藥名又音此不齊也

茄 音嘉又音伽又通荷茄子菜名其根莖煮水可洗凍瘡脚腫者其蒂蘸琉黄末可擦白殿紫殿風病

茜 音倩染絳茜草也一名地血一名茹藘

茝 从匠音齒芎藭苗也一名蘼蕪齊謂之茝楚謂之離

茹 音如又音汝藥有茹藘即蒨草也

茺 音充藥名茺蔚子即益母草子也能散血眼科虛症忌服

⿱艹臼音舊藥名鬼臼一名八角盤其草一年一臼生則一臼腐

荈音舛茶葉老者

荍音喬有苦甜二種甜者不堪食苦者性煖可作餠餌滇中山居者多種之以當穀食最良方書能治女子帶下病

茆音卯蓴菜也又與茅字通

莨音郎草名又去聲音浪莨菪藥名其子服之令人狂蕩一名天仙子

茵音因蒿草也經冬不死更因舊苗而生者名曰茵陳又

藥中有茵芋

荽音綏胡荽香菜也

菔音服蘿蔔也其子名萊菔子能消食下氣治麥麪之毒

菌音窘地蕈也食之有味而常毒人其形如繖若反捲者有毒又朝菌槿也

籼音仙粳米也見禾部

萱音宣忘憂草也一名鹿蔥詩衛風焉得諼草言樹之背又名宜男草

葶音亭葶藶毒草也實葉皆似芥一名大室

堇音謹苦菜又藥名烏頭也

葠同蓡音參人參藥名也稟地之旺氣而生古產晉地今
產遼東

蒨同茜染草也又草盛貌

菁音精韭華也又茅也江淮之閒有一茅而三春名曰菁
茅又菁苴以蔓菁為苴也蔓菁即葑也

菴音諳菴閭草名本草云此草老熟可以覆蓋菴閭故名
藥有菴閭子亦蒿屬也

菝音拔藥名菝葜又名菝葀莖蔓堅强短小一名狗春玉

篇曰瑞草也

莬音冤莬絲藥名又莬葵苗如石龍芮而葉光澤花白似梅

葑音封蔓菁也頗似蘿蔔而形扁味甘生熟皆可食

菀音婉又音鬱紫菀藥名

菵音罔菵草似燕麥生水田中其米可以為飯

菲音斐菜名生下溼地似蕪菁花紫赤色可食

葯音約博雅云白芷其葉謂之葯

蒔音侍立也又音時蒔蘿小茴香也

蓈音郎狼毒藥名山海經大騩之山有草名狼毒服之不

夭可以療腹疾

蒴音朔蒴藋藥也本草每枝五葉子初青如綠豆粒每朵如盞面大生一二百子十月熟

藿音育山韭也韭生山中者名藿通作薁詩豳風六月食鬱及薁

著音尸靈草也卜筮用之藥中黃芪俗寫作著字誤

芪音其黃芪藥名本草一名戴糝一名王孫根長三尺以來折之如綿謂之綿黃芪又有赤水芪白水芪木芪功用相同俗尚箭芪者非真芪也乃北地所產之苜

蓿根耳山西傳青主曾言之俗人不能辨總以折之
如綿者方真折之易脆者即僞

芮音汭說文芮芮草生貌藥有石龍芮生於石上其葉芮
芮短小

蔥音聰五經文字作蔥菜也外直中空有息通之象也

葳音威葳蕤藥名一名麗草別名玉竹北方以之代黄精
誤人不淺

蒟音矩說文果也本草蒟醬蓽茇也緣樹而生其子如桑
椹熟時正青長二三寸以蜜藏而食之

蓴音純水葵也生水中葉似鳧葵採莖可啜莖細如釵股名曰絲蓴逐水而性滑亦謂之淳菜俗名海菜南方池沼皆有之

蓷音推益母草也又名茺蔚

蓡音森人蓡藥名一名地精一名神草年深浸漸長成根似人形讚云三椏五葉背陽向陰欲來求我椵樹相尋椵音賈樹似桐甚大陰廣則多生人蓡上映天之參星下稟地之旺氣自古以上黨所產者為貴以參星之分野也近產北地遼東及高麗國皆以參子種

成者由太行山脈過遼東至高麗地故產人參市中多偽者以薺苨造成人不易辨寧用黨參價廉而質不假若用高麗及遼產惟取黃明如肉色及近蘆有横紋者真人參有手足面目似人形者更神效

藍音闌染草也可作澱以染物亦入藥

藠音叫薤也其根名藠可以醋浸作菜

蕎音嬌藥草也根名大戟又蕎麥音翹

蕈、音尋上声

蕈音尋上聲也菌也可作菜名香蕈

薤音械似韭之菜也

蓴音純水葵也生水中葉似鳧葵採莖可噉莖細如釵股名曰絲蓴逐水而性滑亦謂之淳菜俗名海菜南方池沼皆有之

蓷音推益母草也又名茺蔚

蔘音森人蔘藥名一名地精一名神草年深浸漸長成根似人形讚云三椏五葉背陽向陰欲來求我椵樹相尋椵音賈樹似桐甚大陰廣則多生人蔘上映天之參星下禀地之旺氣自古以上黨所產者為貴以參星之分野也近產北地遼東及高麗國皆以參子種

成者由太行山脈過遼東至高麗地故產人參市中多偽者以薺苨造成人不易辨寧用黨參價廉而質不假若用高麗及遼產惟取黄明如肉色及近蘆有横紋者真人參有手足面目似人形者更神效

藍音闌染草也可作澱以染物亦入藥

藠音叫薤也其根名藠可以醋浸作菜

蕎音嬌藥草也根名大戟又蕎麥音翹

蕈音尋上聲地菌也可作菜名香蕈

薤音械似韭之菜也

苗从由音翟羊蹄草也其根類大黄可治癬

苴音護本草常山名互草

芨音及白芨藥名補肺亦可作糊其皮可為紙

苕音翹又音迢陵苕一名鼠尾生下溼水中七八月中花
似紫草花可染皂煑以沐髮即黑

苨音尼又音禰薺苨也味甘可解毒北方藥店以之代桔
梗又經製造以之混人參皆作偽者也

若音弱杜若香草即高良薑也

菰音姑彫胡也菰生水上相連特大而薄者也周禮六穀

稌黍稷粱麥芪

葶音亭葶藶即𦶇茈也

莎音梭香附子也一名雀頭香

莽音蟒莽草折之出汁如血山海經莽草可以毒魚古方

亦有入藥者陰乾用

菖音昌菖蒲生石上者名石菖蒲色白形細一寸九節者

入藥色赤者性裂氣惡不可誤用

菰音孤菰蔣也一名雕菰一名胡菰

蓏音裸有核曰果無核曰蓏

薷音儒香薷也又音柔

藁音杲藁本藥名香草也

薯音署薯蕷一名山藥同諸

蘄音其草也似蛇床又求也秦有蘄年宮求年也

蘋音平萍之大者四葉合成一葉如田字者蘋也海菜之美者

萍音平楊花落水所化兩葉合成一葉可入藥去溼去風能發汗

薊音計說文芺也即朮也生山中者名朮生平地而肥大

者名楊枹薊藥名又有大薊小薊用以止失血者非
朮也
蹢音躅羊躑躅草名也正字通毒草也有黃杜鵑鬧羊花
老虎花諸名
蘅音行杜衡葉似葵形如馬蹏一名馬蹏香
芎音穹芎藭本草一名馬銜一名江蘺專治頭痛一名蘪
蕪
蘆音盧葦之未秀者為蘆又藥名藜蘆即蔥葵也又藥名
漏蘆即飛廉也

莝从坐音剉陳草也内經去宛陳莝言邪氣之在身猶草莝之陳積也

苛从可音呵又音何俗讀作柯内經有肉苛病註𤸎重也即手足不仁也禮記疾痛苛癢又説文小草也

72

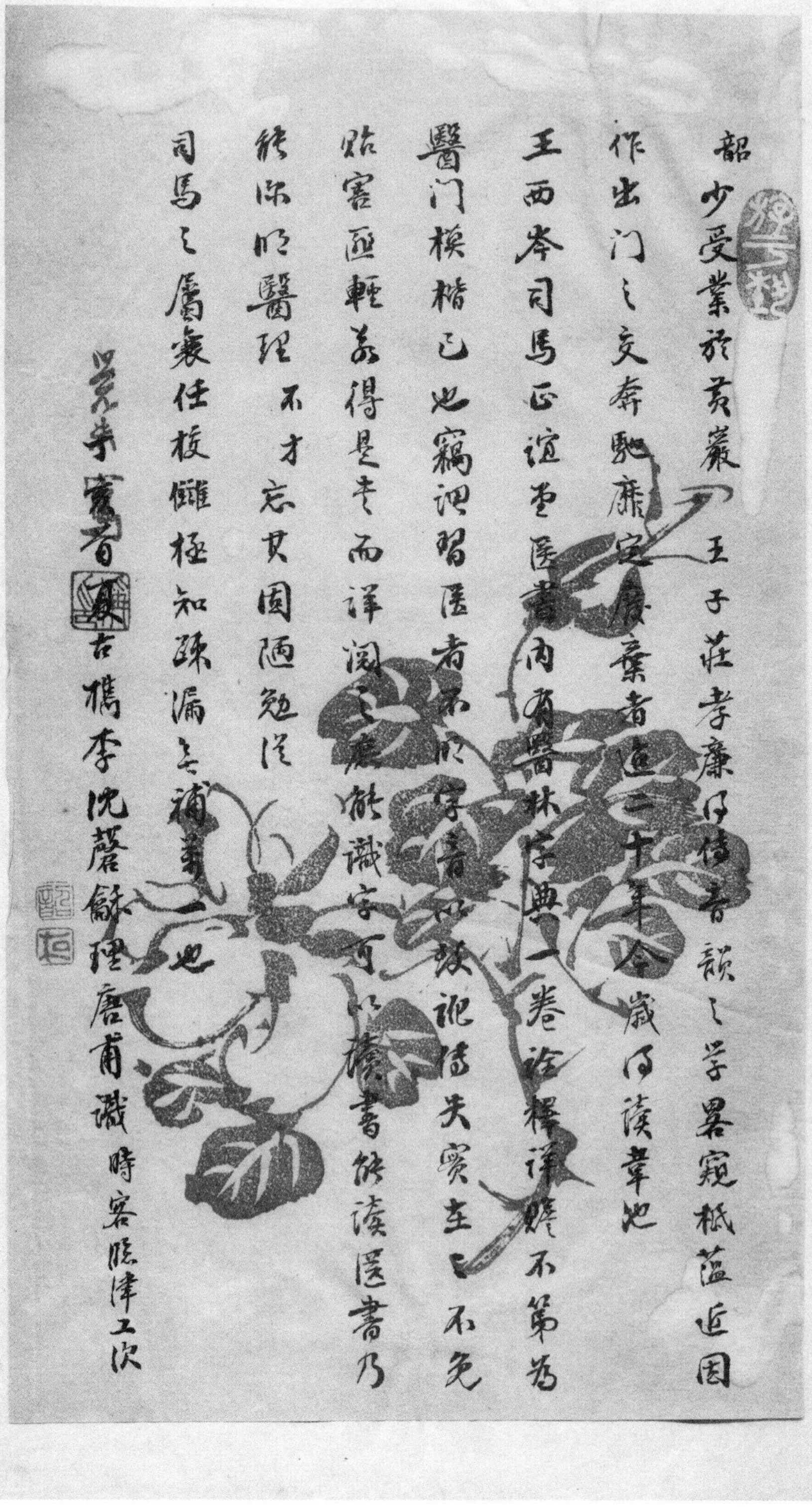

部

少受業於黄巖　王子莊孝廉得傳音韻之學，畧窺柢蘊。近因

作出門之交，奔馳康定，廢棄者逾二十年，今歲得讀韋池

王西岑司馬正誼堂醫書，內有醫林字典一卷，詮釋詳贍，不第為

醫門楷模已也。竊謂習醫者不明字音，以致訛讀失實者，不免

貽害匪輕。茲得是書而詳閱之，庶能識字，可以讀書，能讀醫書，乃

能深明醫理。不才忘其固陋，勉從

司馬之屬，襄任校讎，極知疏漏，無補萬一也。

光緒壬寅首夏，古檇李沈馨餘理唐甫識，時客臨津工次

正誼堂醫書之二（讀傷寒論歌）

原序

張仲景師著傷寒論為後世醫學圭臬其方百病可治不獨傷寒惟漢文古奥且經漢末兵燹篇幅遺亡有晉人王叔和出始得遺編訂為次序以傳來學自是而後唐宋元明諸醫各出心裁以廣醫法然根柢於傷寒論者居多我

朝乾隆

御極景運天開

聖君賢相聚會一時特著醫宗金鑑於仲景傷寒論金匱諸書探討細微訂正譌謬而古人之醫法始明又經山左黃坤在將論中

條目讀出以示後學而仲景之書次序始定矣鈺家世業醫舊藏之書凡數十種經咸豐辛酉歲遭兵火而蕩然茲因候選都門日與天下士交游獲談醫道知北人多遵河間少師仲景不知河間心法一時之治術也仲景論說醫學之準繩也特其文不易讀因於誦習之下就原論衍為歌訣其條目次序則依黃元御湯方歌括則依陳修園五閱寒暑輯成此書俾醫者讀傷寒原論再以此歌證之淺而易解習而不忘用以治傷寒病可即用以治雜病亦無不可未嘗不於醫學無小補也是為序

光緒十二年歲次丙戌五月十八日時任甯津縣事保山王廷鈺

傷寒論歌湯方目錄

太陽證方

中風　桂枝湯　桂枝生薑大棗炙甘草白芍共五味

傷寒　麻黃湯　麻黃杏仁桂枝炙甘草共四味

風寒兩感　桂麻各半湯　桂枝生薑大棗白芍炙甘草麻黃杏仁共七味

風寒兩感　桂二越婢一湯　桂枝白芍生薑大棗炙甘草麻黃石膏共七味

風寒兩感　桂二麻一湯　桂枝白芍薑棗甘草麻黃杏仁共合七味

風而火鬱　大青龍湯　桂甘薑棗麻杏膏共七味

寒而水停　小青龍湯　桂芍麻甘細辛半夏乾薑五味子共八味

傷寒訣

風寒已解而內燥者**白虎湯**石膏知母甘草粳米共四味汗多者加參

風寒未透而內溼者**五苓散**茯苓豬苓澤瀉白朮桂枝共合五味

汗後不渴脈浮溺濇**茯苓甘草湯**桂枝茯苓生薑炙甘草共四味

欲飲不渴**文蛤散**五倍子一味

寒實結胸**三物白散**巴豆桔梗貝母共合三味

風寒外散血熱裏鬱**桃仁承氣湯**桃仁桂枝甘草大黃芒硝共合五味

人如狂少腹硬小便自利**抵當湯**大黃水蛭䖟虫桃仁共合四味

少腹滿身熱小便反自利**抵當丸**即抵當湯四味為丸

太陽壞病入陽明證**麻杏甘石湯**麻黃杏仁炙甘草石膏共四味

汗後煩渴脈洪大者　白虎加人參湯 見前

太陽壞病入太陰證　五苓散 見前

自汗溺數心煩腳攣　甘草乾薑湯 炙甘草炮乾薑共合二味

前證厥愈足溫筋攣　芍藥甘草湯 白芍炙甘草共二味

汗後身疼痛脈沉遲　新加湯 即前桂枝湯加人參三兩

誤下表未解喘而汗出者　葛根芩連甘草湯 葛根黃連黃芩甘草共合四味

下後脈促胸滿表證　桂枝去芍藥湯 桂枝甘草薑大棗共四味

前證若又微惡寒者　桂枝去芍加附湯 即前方加附子一枚共合五味

下後微喘表未解者　桂枝厚樸杏子湯 桂枝芍藥甘草生薑大棗厚樸杏仁共合七味

下後頭痛發熱無汗心滿溺濇　桂枝去桂加茯苓白术湯

發汗後腹脹滿　厚樸生薑甘草人參半夏湯　共五味

下後心煩腹滿不安　梔子厚樸湯　梔子厚樸枳實共合三味凡便溏者忌服梔子

下後身熱不去微煩　梔子乾薑湯　共二味

汗下後心熱虛煩胸中窒　梔子香豉湯　共二味

汗吐下後虛煩不眠　梔子甘草香豉湯　共三味

前證若兼嘔者　梔子生薑香豉湯　共三味

太陽壞病入少陰者　桂枝加附子湯　即桂枝湯方中加附子治發汗漏不惡風小便難四肢微急難以屈伸者

汗後不解反惡寒者　芍藥甘草附子湯　共三味

吐下後心滿頭眩氣上衝胸脈沉緊苓桂朮甘湯茯苓桂枝白朮甘草共合四味

汗後仍熱心悸頭眩身動真武湯生薑白芍茯苓白朮附子共合五味

汗多叉手冒心心悸喜按桂枝甘草湯共二味

汗後臍下悸欲作奔豘者茯苓桂枝甘草大棗湯共四味

燒鍼被寒而作奔豚桂枝加桂湯即桂枝湯方中再加桂枝二兩

傷寒火劫亡陽驚狂桂枝去芍加蜀漆龍骨牡蠣救逆湯共七味

火劫發汗燒鍼煩燥桂枝甘草龍骨牡蠣湯共四味

汗下病不解而作煩躁者茯苓四逆湯人參甘草乾薑附子茯苓共合五味

下後復汗晝煩夜安不嘔不渴不熱脈沉乾薑附子湯共二味

汗後又汗心亂溺已陰疼痛者 **禹餘糧丸** 方缺

太陽壞病入厥陰證 **無方** 原論中祇有病人有寒復發汗胃中冷必吐蚘數字

太陽壞病成結胸症 **大陷胸湯** 甘遂芒硝大黃共合三味

汗下不大便五六日舌乾口渴潮熱胸結 **大陷胸湯**

結胸項強如柔痓者 **大陷胸丸** 大黃芒硝葶藶杏仁共合四味

小結胸按之始痛脉浮滑 **小陷胸湯** 黃連半夏瓜蔞共合三味

太陽壞病成痞 **桂枝人參湯** 人參白朮甘草薑桂枝共五味

下後復汗心痞惡寒當先解表 **桂枝湯**

前證表已解者即可攻痞 **大黃黃連瀉心湯** 大黃黃連共合二味

傷寒誤下脈沉緊胸痞按之濡　大黃黃連瀉心湯

前證心下痞復汗出惡寒　附子瀉心湯　附子大黃黃芩黃連共合四味

痞滿引脇痛乾嘔汗出不惡寒停飲　十棗湯　大棗芫花大戟甘遂共合四味

汗後表解心下痞乾嘔腹鳴下利者　生薑瀉心湯　生薑半夏黃芩甘草黃連人參乾薑大棗共合八味

誤下下利腸鳴乾嘔心煩胃虛成痞　甘草瀉心湯　甘草大棗乾薑半夏黃芩黃連共合六味

下利不止心下痞硬　石脂禹糧湯　赤石脂禹餘糧共合二味

汗吐下後心下痞滿噫氣不除　旋覆代赭石湯　旋覆花代赭石生薑半夏甘草人參大棗共合七味

脈寸部微浮胸痞氣上衝咽不得息　瓜蒂散　瓜蒂赤小豆共二味

陽明證方

脈遲汗出微惡寒者桂枝湯即太陽證中之方

脈浮無汗而見喘者麻黃湯即太陽證中之方

陽明項背强反汗出惡風桂枝加葛根湯桂枝白芍炙甘草生薑大棗葛根共六味

陽明項背强無汗惡風者葛根湯葛根麻黃桂枝白芍甘草生薑大棗共合七味

太陽陽明合病者必自下利證葛根湯

太陽陽明合病不下利但嘔者葛根加半夏湯葛根麻黃桂枝白芍甘草生薑大棗半夏共合八味

陽明府病已汗不解蒸蒸發熱調胃承氣湯大黃甘草芒硝共合三味

太陽證罷潮熱肢汗便難譫語大承氣湯大黃芒硝枳實厚樸共合四味

陽明汗出微熱惡寒若腹大滿不通裏急小承氣湯大黃厚樸枳實共合三味

汗吐下後微煩
小便數大便硬**小承氣湯**

太陽陽明大便硬為脾約**麻仁丸**麻仁芍藥枳實厚樸大黄杏仁共合六味蜜丸

自汗出又發汗小便
自利者大便硬忌下**蜜導煎**　**土瓜根**　**猪膽汁導法**

三陽合病
閉目則汗**白虎湯**

陽明煩躁心下硬
至四五日雖能食**小承氣湯**

前證煩躁少安
至六日胃家實**大承氣湯**

陽明潮熱
大便硬者**大承氣湯**

陽明譫語潮熱
其脈滑而疾者**小承氣湯**

吐下後不解不大便五六日
至十餘日日晡所發潮熱者**大承氣湯**

前證劇者獨語不識人循衣摸床微喘直視者**不治**

前證微者發熱譫語脉滑不濇**大承氣湯**

陽明汗出譫語**大承氣湯**

陽明小便不利大便乍難乍易又時有微熱喘冒不得臥者有躁糞**大承氣湯**

大下後六七日煩不解腹滿痛者有宿食不化**大承氣湯**

傷寒六七日目中不了了睛不和無表症便難身熱**大承氣湯**

陽明喜忘大便反易其色黑者**抵當湯**

五六日不大便繞臍痛又煩躁發作有時者有躁糞**大承氣湯**

陽明虛證方

脉浮而遲表熱裏寒下利清穀胃中虛冷**四逆湯**方見太陰

食穀欲嘔屬陽明也**呉茱萸湯**呉茱萸人參生薑大棗共合四味

陽明脉浮而緊咽燥口苦腹滿而喘發熱汗出不惡寒身重誤汗誤下後舌胎**梔子豉湯**方見太陽

前證誤下若渴欲飲水口乾舌燥者**白虎加人參湯**

前證若下後脉浮發熱渴欲飲水小便不利者**猪苓湯**猪苓茯苓滑石澤瀉阿膠共合五味

渴飲而汗出者禁用猪苓湯方

陽明心中懊憹飢不能食但頭上汗出者**梔子豉湯**

陽明頭汗自頸而還小便不利渴飲水漿身必發黃**茵陳湯**方見太陰

陽明潮發胸脇皆滿小便可大便溏**小柴胡湯**方見少陽

陽明脇下硬滿不大便而嘔舌上白胎者**小柴胡湯**

少陽證方

口苦咽乾目眩寒熱往來胸脇滿心煩嘔渴悸欬小便難 **小柴胡湯** 柴胡黃芩半夏人參甘草生薑大棗共合七味

傷寒四五日身熱惡寒項强脇滿手足温而渴 **小柴胡湯**

傷寒六七日發熱微惡寒肢節煩疼微嘔心下支滿外證未去 **柴胡桂枝湯** 即小柴胡湯内加桂枝白芍

太陽病十日脉若但浮而不細 **麻黃湯**

傷寒陽脉濇陰脉眩腹中急痛肝膽合邪 **小建中湯** 桂枝白芍甘草生薑大棗膠飴共合六味嘔家忌服此方

太陽少陽合病自下利者 **黃芩湯** 黃芩白芍甘草大棗共合四味

前證若兼嘔者 **黃芩加半夏生薑湯** 黃芩白芍甘草大棗半夏生薑共合六味

傷寒發熱汗出不解心下痞硬嘔吐下利 **大柴胡湯** 柴胡黃芩白芍半夏生薑大棗枳實大黃共合八味

少陽壞證方

傷寒二三日心悸而煩者**小建中湯**

傷寒脈結代而心悸動者**炙甘草湯**甘草人參大棗生地阿膠麥冬麻仁桂枝生薑共合九味

傷寒下後胸滿煩驚小便不利譫語身重**柴胡加龍骨牡蠣湯**柴胡半夏人參大棗生薑桂枝茯苓大黃鉛丹龍骨牡蠣共十一味

少陽脇滿而嘔日晡潮熱微利**柴胡加芒硝湯**即小柴胡湯加芒硝六兩

少陽證不嘔渴煩頭汗出**柴胡桂薑湯**柴胡黃芩甘草乾薑桂枝牡蠣苦蔞根共七味

傷寒熱結在裏往來寒熱頭微汗出**大陷胸湯**

傷寒嘔而發熱心下痞而不痛**半夏瀉心湯**半夏人參大棗乾薑甘草黃芩黃連共合七味

太陰證方

太陰痛脈浮者**桂枝湯**

太陰發熱頭痛身疼脈沉下利清穀脹滿**四逆湯**附子乾薑炙甘草共三味

太陰自利雖止脈微而惡寒者**四逆加人參湯**

傷寒胸熱腹痛而欲嘔者**黃連湯**人參甘草半夏黃連乾薑大棗桂枝共合七味

太陽病誤下腹滿時痛者**桂枝芍藥湯**即桂枝湯更加芍藥三兩

前證腹滿大實痛者**桂枝加大黃湯**即桂枝湯內加大黃一兩共合六味

太陰脈弱自利腹滿時痛大實**芍藥大黃湯小劑**

傷寒溼熱發黃小便不利腹滿**茵陳湯**茵陳蒿梔子大黃共三味

傷寒汗不透出瘀熱在裏發黃**麻黃連翹赤小豆湯**麻黃杏仁生薑連翹甘草大棗生梓白皮紅小飯豆八味

傷寒身黃而發熱者**梔子蘗皮湯**梔子甘草黃蘗皮共三味

少陰證方

少陰證反發熱脈沉**麻黃附子細辛湯**麻黃附子細辛共合三味

少陰發熱脈沉無裏證者**麻黃附子甘草湯**麻黃附子炙甘草共三味

少陰證脈沉者**四逆湯**

少陰病身體疼骨節痛手足寒冷其脈沉細者**附子湯**附子人參茯苓白朮芍藥共合五味

少陰病咽痛者**甘草湯**甘草一味

咽痛不瘥者方**桔梗湯**桔梗甘草二味

少陰病咽中痛**半夏散及湯**桂枝半夏炙甘草共三味為散亦可作湯

少陰咽中生瘡不能語言**苦酒湯**半夏鷄子清苦酒共三味

少陰下利咽痛胸滿心煩**猪膚湯**猪皮白蜜白粉共合三味

少陰吐利煩躁欲死手足厥冷**吴茱萸湯**

少陰腹疼四肢沉痛自下利或咳或嘔者**真武湯**茯苓白朮芍藥附子生薑共合五味

少陰下利欬嗽嘔渴心煩不得眠者**猪苓湯**

少陰肢冷或欬或悸或溺澀腹痛或泄利**四逆散**甘草枳實柴胡芍藥四味

少陰陰盛格陽脈微肢厥面赤裏寒外熱**通脈四逆湯**乾薑附子炙甘草共三味

少陰下利**白通湯**附子乾薑葱白共合三味

前證下利不止厥逆無脉乾嘔心煩**白通加猪膽汁湯**葱白乾薑附子童便猪膽汁共五味

少陰下利不止溺濇腹痛便血**桃花湯**粳米乾薑赤石脂共三味

少陰病二三日心中煩不得卧**黃連阿膠湯**黃連黃芩芍藥阿膠鷄子黃共五味

少陰病二三日口燥咽中乾者**大承氣湯**

少陰六七日腹脹不大便**大承氣湯**

少陰自利清水色純青心下必痛口中乾燥者**大承氣湯**

厥陰證方

氣上撞心心中熱疼飢不欲食食則吐蚘**烏梅丸**烏梅細辛人參乾薑桂枝當歸川椒附子黃連黃蘗共合十味

厥陰手足寒脉細欲絕者**當歸四逆湯**當歸芍藥桂枝細辛通草甘草大棗共合七味

前證内有久積寒者當歸四逆加吴萸生薑湯即當歸四逆湯内加吴萸生薑共合九味

手足厥冷脈乍緊者心下滿煩飢不能食瓜蒂散方見太陽

傷寒厥而心下悸者茯苓甘草湯

誤下脈浮革因而腸鳴者當歸四逆湯

大汗大下後下利而厥冷四逆湯方見太陰

大汗熱不去内急肢疼又下利厥逆而惡寒者四逆湯

下利清穀裏寒外熱手足厥逆熱盛汗出通脈四逆湯

内寒下利復吐下之寒格更逆食入即吐乾薑黄芩黄連人參湯共合四味

乾嘔吐涎沫頭痛者吴茱萸湯方見陽明

傷寒下後寸脈沉遲手足厥冷下部脈不至咽喉不利吐膿血泄利不止麻黃升麻湯麻黃升麻當歸知母黃芩萎蕤石膏乾薑白朮芍藥天冬桂枝茯苓甘草共十四味

嘔而脈弱小便利身有微熱見厥者四逆湯見前

下利欲飲水者白頭翁湯白頭翁黃芩黃蘗秦艽共四味

熱利下重白頭翁湯

下利讝語有燥糞者小承氣湯見前

下利後虛煩心下按之濡梔子豉湯見前

病後腰下水腫牡蠣澤瀉散澤瀉花粉蜀漆牡蠣商陸海藻葶藶共合七味

陽虛喜睡胃中有寒理中湯理中丸方人參白朮甘草乾薑共合四味

讀傷寒論歌　正誼堂讀本

古滇金齒王廷鈺西岑甫編輯

讀傷寒論歌提要

傷寒之病首傷太陽有風有寒由表入裏在表當汗外邪可去治不得法乃傳經府其傳經也三陽三陰其傳府也視乎病體陽盛入府陰盛入臟變證多端俱名壞病

太陽證

化氣〇手太陽小腸足太陽膀胱一火一水丙火下降而化壬水熱從寒化故以寒水統之

所謂傷寒傳足不傳手者明此化氣即知足可該手

經〇足太陽行身之後故其爲病頭項强腰脊痛

府〇旁光爲太陽之府其證煩渴小便不利爲畜水其證脉沉

小腹硬滿小便自利人如狂者爲畜血

脉〇尺寸俱浮者太陽受病也

風寒總綱 原論三條

太陽之爲病脉浮頭項强痛而惡寒 中風傷寒初起太陽經者同此脉證故爲總綱

病有發熱惡寒者發於陽也無熱惡寒者發於陰也發於陽者七日愈發於陰者六日愈以陽數七陰數六也 陽謂衛陽即中風證陰謂榮陰即傷寒證

病人身大熱反欲得近衣者熱在皮膚寒在骨髓也身大寒而

反不欲近衣者寒在皮膚熱在骨髓也病情可察

太陽經證論歌

太陽之為病脉浮頭項强痛而惡寒證兼惡風發熱者脉緩自汗名中風其脉陽浮而陰弱此句申明上句陰陽以尺寸言鼻鳴乾嘔氣不通藥服桂枝湯解表周身微汗即成功中風即傷風也非半身不遂證亦非感冒咳嗽鼻塞聲重證鼻鳴者風壅肺氣乾嘔者風干衛陽也

桂枝湯方歌　項强頭痛汗憎風桂芍生薑三兩同棗十二枚甘二兩解肌還借粥之功古之一兩約今之二錢零

右五味以水七斗微火煮取三升去滓適寒温服一升服已須臾啜稀熱粥一升以助藥力温覆一時許徧身漐漐微似有汗者益佳不可令如水流若不汗更服依前法又不汗後服半日許令三服盡病重者一日夜服一劑若汗不

出可服至二三劑以得汗為度禁生冷黏滑肉麵辛臭惡物

[illegible]

論歌

此方亦治自汗者營氣疏泄衛不諧調其營衛汗自止桂枝湯方服之佳亦治臟本無他病但時發熱自汗出此證名為衛不和先時桂枝湯與服又治汗後與下後外證未解其脈浮寸脈浮緩與浮微皆宜桂枝湯與投惟有酒客不可與得湯則嘔動其熱凡服桂枝湯吐者其後吐血有瘀熱

先時未發熱時

酒客過飲成病其狀頭痛發熱汗出嘔吐乃溼熱薰蒸使然非風邪也誤服桂枝湯則中煩而嘔吐

論歌

太陽初病服桂枝反煩不解須用刺先刺風池風府穴卻與桂枝湯則愈

風池穴在耳後陷中風府穴在項後大椎之上入髮際同身寸之一寸大筋宛宛中刺可入同身寸之四分許

論歌

亦有病至六七日手足三部脈皆至忽然大煩口為噤其人躁擾汗出解

煩者將作汗也當以脈浮決之

論歌

太陽之為病脈浮頭項強痛而惡寒證兼發熱無汗喘其脈浮緊名傷寒無論發熱與未發惡寒身痛兼嘔逆按脈陰陽皆浮

風傷衛故自汗寒傷營故無汗

緊此名太陽經傷寒藥用麻黃湯主治杏仁甘草桂枝恭服湯出汗病即已病若不解須細探又或傷寒八九日表證仍在亦當汗服藥之後病微除其人發煩目瞑陽氣太重必致衄得衄傷寒病亦解當汗不汗亦致衄自衄即同發汗看惟有血虛不可汗尺脉遲弱以虛看金匱忌汗有數證失血瘡淋及咽乾

凡失血家瘡家淋家及咽乾皆忌汗

麻黃湯方歌　七十杏仁三兩麻一甘二桂效堪誇喘而無汗身頭痛温覆休教粥到牙

麻黃湯服法右四味以水九升先煮麻黃減二升去上沫内諸藥煮取二升半去渣温服八合覆取微汗不須啜粥

金鑑云麻黃湯為仲景開表逐邪發汗第一方也庸工不知其制在温覆取汗若不温覆取汗則不峻也遂謂麻黃專能發汗不治他病孰知此方金匱要畧以此方去桂枝千金方以此方桂枝易桂皆名還魂湯用以治邪在太陰卒中暴厥口噤氣絶下咽奏效而皆不温覆取汗因是而知麻黃湯之峻與不峻在温覆與不温覆也此仲景用方之心法豈常人所得而窺耶

論歌

太陽病得八九日風寒兩感病何形惡寒發熱熱偏多狀如瘧

證卻非瘧身癢面赤無小汗桂枝麻黃湯各半其人不渴小便清寒熱一日二三發脈浮緩者為欲愈脈微惡寒為正虛陰陽兩虛不可汗不可更下與更吐證雖有惡寒脈微而面不白反赤知有餘邪也但已經汗吐下祇宜桂枝麻黃各半湯微汗之

桂枝麻黃各半湯方歌　桂枝一兩十六銖甘芍薑麻一兩符杏廿四枚棗四粒面呈熱色癢均除

右七味以水五升先煮麻黃一二沸去上沫內諸藥煮去一升八合去渣溫服八合

論歌

風寒兩感形如瘧熱多寒少脈微弱此是無陽不可汗桂枝二

越婢一藥微弱有謂細弱者有謂少弱者當遵金鑑註作陽微陰弱解無陽是無太陽表脈也不可汗不可大汗也

桂枝二越婢一湯方歌　桂芍麻甘十八銖生薑一兩二銖俱膏十四銖四枚棗要識無陽旨各殊麻黃先煮去沫凡方中有麻黃者煎法同

此方亦治表未解脈過桂枝湯汗出脈又浮大不弦緊其證表寒裏有熱

論歌

風寒兩感形如瘧忽寒忽熱日再發脈不洪大正氣虛桂二麻一是主藥

温病亦有形如瘧一日之間寒熱不計次數是防風通聖散證

桂枝二麻黃一湯方歌　一兩六銖芍與薑麻銖十六杏同行

桂枝一兩銖十七草兩二銖五棗匡

按風寒兩感證最多而人不識以其忽寒忽熱病形如瘧醫者即當瘧治不能奏效蓋瘧脈自弦此證脈不弦瘧病多有汗此證多無汗瘧病發後行動如常此證病體必無爽時辨別在此故論中立方仍是桂麻二方斟酌加減治之西岑讀

論歌

太陽中風脈浮緊發熱惡寒身疼痛不得汗出而煩躁大青龍湯主藥用若脈微弱汗出者誤用此方即厥逆筋腸肉瞤真武救

煩是心內煩躁是手足擾真武湯方見少陰證中黃氏曰此證是風而火鬱也故無汗宜大青龍湯汗之又太陽陽明併病汗不徹面赤者亦用此方治

中風與傷寒二證添一煩躁無汗便是大青龍證以因營衛同病也

大青龍湯方歌　二兩桂甘三兩薑膏如雞子六麻黃棗十二

脈此湯法煮取三升先服

一升得微汗即止後服若汗出多者以温粉撲之

枚杏五十無汗煩而且躁方

此方亦治脈浮緩身重不疼有輕時此非寒微因熱盛無少陰證方可施寒表寒也熱裏熱也少陰證四肢沉重疼痛但無輕時也

論歌

太陽傷寒病不解水停心下作乾嘔發熱而咳溺不利或喘或噎或渴瀉此皆水氣瘀格證小青龍湯為主治病不解因汗未發透也故仍有熱在水氣入府停於上焦則咳喘噎停於中焦則渴滿停於下焦則小便不利小腹滿或下利黃氏曰此證是寒而水停也故

小青龍湯方歌　桂麻薑芍草辛三夏味半升記要諳表不解兮心下水咳而發熱句中探

加減法若微利者去麻黄加入芫花熬令赤色如鷄子大渴者去半夏加花粉三兩噎者去麻黄加附子一枚小便不利去麻黄加茯苓四兩喘者去麻黄加杏仁半升

論歌

温病　○太陽傷寒表已解汗出煩渴裏有熱脈浮而滑或肢厥白虎湯方為主藥　肢厥者肢冷也此是熱厥所辨在脈浮而滑句

論歌　三條

温病　○傷寒之脈見浮滑表有寒邪裏有熱白虎湯方亦主藥

傷寒脈浮而發熱身無汗者忌白虎汗後渴飲無表證白虎加

參湯可問

溫病

○傷寒表解無大熱背微惡寒口燥渴陽盛裏熱而心煩白虎加參亦主藥

白虎湯方歌　陽明白虎辨非難難在陽邪背惡寒知六膏斤廿二兩粳加六合服之安

右四味以水一升煮米熟湯成去滓溫服一升日三服本方加人參三兩即名人參白虎湯方

論歌二條

中風發熱六七日不解而煩有表證渴欲飲水飲則吐病名水逆為裏證邪熱入裏與飲搏小便不利五苓散

18

五苓散證應汗解反以水噀熱不除肉上粟起意更煩欲飲不渴文蛤散若服文蛤仍不解主藥仍與五苓散噀以冷水灌洗之也

五苓散方歌　豬朮茯苓十八銖澤瀉一兩六銖符桂枝半兩磨調服煖水頻吞汗出蘇磨即研成末也

右五味為末以白飲服方寸匕日三服多飲煖水汗出愈

按五苓散證汗後煩渴與白虎證同而異在小便不利飲水旋吐與關格證同而異在發熱猶煩西岑讀

文蛤散　文蛤五兩杵為散以沸湯五合服方寸匕文蛤利水解渴當是水中之蛤蜊一名海蛤粉諸註云即五倍子不知五倍子收濇之品最能止汗治男子遺精若謂能利小便必親歷乃可不得以訛傳訛而誤註也西岑讀

論歌

傷寒汗出而渴者溼甚宜服五苓散傷寒汗出不渴者茯苓甘草湯可服桂甘止汗苓利水厥而心悸治同藥（汗出者發汗不止也）（金鑑註此條必有脈浮數汗出小便不利之證猶在故用此方以解表裏不然汗出不止必獨參真武等湯乃可治）

茯苓甘草湯方歌

汗多不渴此方求又治傷寒厥悸優二桂一甘三薑茯須知水汗共源流

論歌

太陽表證病不解熱結膀胱人如狂其血自下（便血也）下者愈如其外證尚未解當先解外不可攻外證既解小腹結桃仁承氣始可用

桃仁承氣湯方歌　五十桃仁四兩黃桂硝二兩草同行膀胱
熱結如狂證外解方攻用此湯

論歌

太陽病已六七日表證猶在脈微沉其人如狂少腹硬銷除瘀
血抵當湯又有身黃脈沉結腹硬溺濇為無血此是茵陳五苓
證不與抵當治同列若溺自利人如狂攻血始用抵當湯

抵當湯方歌　大黃三兩抵當湯熱結血分不在膀蝱蛭桃仁
杏三十攻其血下定其狂

論歌

傷寒有熱少腹滿小便自利為血結其人不狂宜緩攻抵當湯變抵當丸

抵當丸方歌　卅五桃仁三兩黃蝱虫水蛭廿枚詳搗丸四個煎宜一晬時下血病乃康晬時一日十二時也

黃坤載曰太陽經病不過風寒二者而已風用桂枝寒用麻黃風而兼寒寒而兼風則有桂麻各半之方風而火鬱寒而水停則有大小青龍之制風寒已解而內燥則有白虎清金之法風寒未透而裏溼則有五苓利水之劑風寒外散血熱裏鬱則有桃仁承氣抵當湯丸之設此皆太陽

風寒之本病處治之定法也邪在營衛失於解散則或入於府或入於藏視其人之裏氣為分途陽衰則入太陰而為寒陰衰則入陽明而為熱無異路也貴於營衛方病初治不差則後日諸變無自生矣

太陽壞證論歌

太陽病證已三日已汗吐下兼温鍼此證不解為壞病知犯何逆隨證治病當先汗而後下若先汗之不為逆病當先下而後汗若先下之不為逆病有戰汗得解者脈浮而緊按之芤此為本虛當戰汗振慄戰搖汗始出若脈浮數按不芤此證汗出不

戰者身搖也
慄者心懼也

亦有正虛不能祛邪外出不戰不汗而病危者

發戰亦有不戰與不汗其病自解因脈微先曾發汗與吐下又或亡血無津液此人邪正俱已衰陰陽自和始得愈陰陽以脈言六脈和平雖劇尚愈又如寸關尺三部大小浮沉同等亦為和平

論歌二條

傷寒三日三陽徧其脈浮數而微者未經汗吐下亡血病人身涼為欲解脈浮而解者汗出脈數而解者能食脈微而解必大汗以其津液未傷故

太陽之病尚未解其脈陰陽俱停者必先振慄而汗出陽脈微者先汗之陰脈微者必下之若欲下之宜承氣此證脈微當是沉滯不起即停止之意也

太陽壞證入陽明論歌 二條

發汗未解不復煩不可更行桂枝湯汗出而喘無大熱可與麻杏甘石湯

下後表寒尚未解不可更行桂枝湯汗出而喘無大熱可與麻杏甘石湯

麻杏甘石湯方歌 四兩麻黄八兩膏二廿五十杏同熬須知禁桂由陽盛喘汗全憑熱勢探

論歌 十條

中風已服桂枝湯大汗出後煩渴甚津亡氣泄脈洪大此是白

虎加參證

汗後惡寒為陽虛陽虛須防入少陰汗後惡熱為陽實早與調胃承氣服

太陽病已發汗後汗多胃燥不得眠欲飲水者少與之胃氣得和病自愈汗後脈浮溺不利微熱消渴五苓劑

渴飲能消小便不利謂之消渴

太陽發汗病不解又復下之亦不愈脈浮仍須用解肌桂枝湯方真可醫 汗後誤下證仍用解肌法

大下之後復發汗小便不利津液亡若非燥熱勿誤治得小便利當自愈 下後誤汗證勿誤治謂不可再利小便也若燥熱而渴是白虎加參證也

傷寒若吐若下後氣奪津傷病不解七八日間熱在裏時時惡風兼煩渴舌乾欲飲水數升亦是白虎加參證誤吐誤下故也着眼在煩渴句

太陽病本當先汗乃先下之又發汗表裏俱虛因致冒冒家汗出則自愈誤下又誤汗冒者神識不清如有物蒙蔽之也宜用藥和之俟其自汗則表解冒去

中風發汗以火劫風邪合火血流溢兩陽薰灼身發黃上之陽盛則欲衂下之陰虛小便難陰陽俱虛身枯燥但頭汗出劑頸還腹滿微喘口咽爛譫語發噦大便難尋衣摸床手足擾小便利者乃可治黃坤載曰宜以辛涼之藥雙泄表裏擬用石膏麻黃大黃芒硝半夏生薑豬苓滑石治之

太陽二日病反燥誤熨其背大汗出大熱入胃胃津乾必生煩

躁發譫語十餘日後忽振慄微陰復而自下利此為火退病欲解方其熨背取汗時從腰以下不得汗不得小便反作嘔足下惡風大便硬小便當數反不數大便既行頭痛作其人足心必發熱此是穀氣下流通火氣四散病欲解

太陽傷寒與中風火薰火炙俱非法誤用火刧中火邪吐血便血兼煩逆火氣雖微能內攻焦骨傷筋血難復

太陽壞病入太陰論歌

傷寒脈浮自汗出溺數心煩腳攣急此非汗證誤汗之脈下桂枝便發厥咽中乾燥吐逆煩甘草乾薑湯可服服後厥愈足溫

者更作芍藥甘草劑若胃不和發譫語少與調胃承氣服若重
發汗加燒鍼四逆湯救亡陽速誤汗所致

甘草乾薑湯方歌　心煩脚急理須明攻表誤施厥便成二兩
炮薑炙草四熱因寒用奏功宏

芍藥甘草湯方歌　芍甘四兩各相均兩脚拘攣病在筋陽旦
誤投熱氣灼苦甘相濟脚即伸陽旦湯千金方即桂枝湯加黄芩一説無黄芩

論歌六條

汗後水漿不入口陽泄土敗胃氣逆若更發汗泄其陽太陰吐
利證交作

病人脈數當能食今不能食反吐逆此因發汗陽氣微脈數不與真熱例名為客熱不消穀胃中虛冷故吐逆此條脈數必是數而無力也

太陽病證服吐藥吐後不寒反惡熱此是陽火已離根吐後生煩胃氣弱

太陽病當惡寒熱今自汗出不寒熱關脈細浮按無根此傷胃陽吐之過二日吐之不能食四日吐之惡米粥甚則朝食而暮吐温中之藥須急服原論無方關脈細浮必是右關胃脈

傷寒表病用下藥下利清穀身痛作急當救裏四逆湯後當救表桂枝藥

汗後身痛脈沉遲氣血空虛用桂枝方中薑芍還加一人參三兩法當知名新加湯

新加湯方歌　汗後身痛脈反沉新加方法軼醫林方中薑芍還增一三兩人參義蘊深

論歌

太陽病本桂枝證醫反下之利不止若脈促者表未解喘而汗出胃上逆治以葛根芩連湯先清上焦再下治此條脈促必是有力

葛根芩連湯方歌　三兩連芩二兩甘葛根八兩論中談苦甘相合調脈道誤下風邪利不堪

下後脈促胸滿者桂枝去芍湯主之若微惡寒陽更弱再加附子一枚宜原來促脈非一般按之無力以虛看況兼下後胸滿者表裏俱虛又惡寒

桂枝去芍湯方歌　桂枝去芍義何居胸滿陰彌要急除若見惡寒陽不盛更加附子一枚宜加附子名桂枝去芍加附湯方

論歌

太陽下後見微喘表邪未解裏陰逆桂枝湯加杏與樸此方亦治凡喘病太陽無下證誤下而表邪不解陽氣陰逆故微喘也

桂枝加厚樸杏仁湯方歌　下後喘生及喘家桂枝湯外更須加樸加二兩五十杏此法微芒未有涯

傷寒喘症辨太陽病發汗後汗出而喘身無大熱而不惡寒者邪不在太陽且汗出而不惡熱邪亦不在陽明惟其獨在肺經故用麻杏甘石湯○太陽病桂枝症反下之下利脈促汗出而喘表未解也當解陽明之肌熱用葛根芩連湯方今太陽病下之後微喘者表未解也當解太陽之肌表用桂枝加厚樸杏仁湯

論歌

太陽已服桂枝湯或又下之津液亡頭項強痛仍發熱心下滿痛汗溺塞胃逆膽鬱治如何此宜去桂加苓朮

金鑑云此條證似結胸惟發熱無汗為表證小便不

利為停飲證故作停飲治之

桂枝去桂加苓朮湯方歌　朮芍苓薑三兩均棗須十二效堪珍炙甘二兩中輸化水利邪除立法新金鑑訂正作去芍註云若去桂何以治頭痛發熱之表證

論歌

汗後脾傷腹脹多藥投半夏半升斟厚朴一斤薑減半一參二草兩調和名厚朴薑夏參甘湯

論歌

傷寒下後傷中氣心煩腹滿卧不安朴炙四兩枳枚四十四山梔湯可飡名梔子厚朴枳實湯

傷寒丸藥大下之身熱不去微煩者表邪不解熱陷胸梔子香

金鑑訂正此條當是梔子

傷寒論　十五

26

香豉後一條當是梔子乾薑蓋此證煩熱斷無用乾薑之理後證結痛斷無用香豉之理

豉湯可用金鑑註身熱不去表未罷也微煩熱陷胸也當用梔豉湯涌之

傷寒六七日誤下身熱不去心結痛此證客邪尚未解梔子乾薑湯可用金鑑註此證與結胸相似但結胸身無大熱此證身熱不去邪猶在表故吐之名梔子乾薑湯用山梔十四枚乾薑二兩

論歌

傷寒汗下後心熱虛煩懊憹胸中塞梔十四枚四合豉一服得吐止後服若少氣者草加三嘔多又加五兩薑凡用此方宜仔細須防病者便微溏名梔子香豉湯

太陽壞證入少陰論歌

太陽發汗漏不止四肢微急屈伸難小便又難風更畏桂枝加附一枚安名桂枝加附子湯按此證是津液大傷也

金鑑註云真武湯是救裏寒亡陽之失急於回陽者桂枝加附湯是救表寒漏風之失急於温經者〇發汗後大煩渴是白虎證發汗不止不煩渴是桂枝加附子湯證

論歌

汗後血中温氣泄反惡寒兮不惡熱證因汗後變虛寒芍藥甘草附子啜

芍藥甘草附子湯方歌　一枚附子勝靈丹甘芍平行三兩看汗後惡寒虛故訓經方秘旨孰能探

論歌二條

下後復汗必振寒内外俱虛脈微細

傷寒若吐若下後心下逆滿氣衝胸起則頭弦脈沉緊再加發汗身瞤動茯苓桂枝朮甘湯温中降逆泄水用

茯苓桂枝白朮甘草湯方歌　茯苓四兩為君主炙甘二兩桂朮同此名苓桂朮甘湯温中滌飲效從容

論歌

太陽發汗病不解汗多陽虛仍發熱心悸頭眩身瞤動救之湯方須真武

真武湯方歌　生薑芍茯數皆三二兩白朮一附探土溼水寒木鬱證驅寒鎮水與君談

論歌九條

發汗過多心下悸叉手冒心虛已極桂枝甘草湯主之四桂二甘兩數計甘草須炙過用

發汗過多耳又聾叉手冒心見形容津液去多少陰竭濁氣上逆塞聽宫按此證當補益心腎

脈浮數者法當汗若下之身重心悸此證不可再發汗俟其自汗病乃愈脈因寸浮尺中微表實裏虛君須記

發汗其人臍下悸欲作奔豚證可慮茯苓大棗桂甘湯甘瀾水
煮日三服棗十二枚苓半斤甘草二兩桂枝四甘瀾水以水揚百遍取水珠子煎藥
燒鍼令汗被寒侵鍼處核赤發奔豚少腹氣衝頭面赤桂枝湯
内倍桂枝
太陽病證下之後其氣上衝作奔豚亦用桂枝加桂湯若不上
衝不同論
傷寒脈浮以火逼汗多亡陽驚狂起起臥不安作何治桂枝去
芍湯救逆蜀漆還加龍牡藏五牡四龍三兩漆能滌火刦並驚
狂又有煩躁未狂者減去薑棗與蜀漆名桂枝去芍加龍骨牡蠣蜀漆湯蜀漆一名常

山洗去腥用之

太陽傷寒加温鍼發汗亡陽生驚悸

脈浮誤炙為火逆從腰以下重而痺火逆下之亡裏陽又復燒

鍼誤中誤胸中煩燥不安甯桂甘龍牡湯救逆痺不通而痛也

桂枝甘草龍骨牡蠣湯方歌　二甘一桂不雷同龍牡均行二

兩通火逆下之煩躁者交通水火取諸中

論歌三條

汗下不解加煩躁正氣已虛陽將亡生附一枚薑兩半二甘六

茯一參嘗名茯苓四逆湯

下後復汗必亡陽晝日煩燥不得眠夜間安靜不嘔渴身無大
熱脈微沉生附一枚薑一兩乾薑附子湯和成 名乾薑附子湯
平日汗家再發汗恍惚心亂津液亡小便解後覺陰疼丸藥須
用禹餘糧 方缺

太陽壞證入厥陰論歌

病人藏寒復發汗陽亡胃冷必吐蚘凡吐蚘者皆險證惟有温
病證屬熱

太陽壞證成結胸論歌

論曰病發於陽而反下之熱入因作結胸病發於陰而反下之

因作痞所以成結胸者因下之太早故也

論歌 三條

大陷胸証如何得外證未解服下藥前脈動數變為遲膈内拒（外證即頭痛發熱惡寒證猶在）痛痰飲結短氣煩躁懊憹兼心至小腹硬痛熱大陷胸湯主治之不與小結病同藥若不結胸但頭汗餘處無汗汗劑頸小便（但頭汗三字宜記真）不利身發黃亦因先服下藥錯

又有傷寒六七日寸浮關沉膈熱實心下按之石硬痛大陷胸湯為主治

太陽發汗復下之不大便兮五六日舌上燥渴日晡熱從心至

腹痛滿結大陷胸湯主治之硝黃甘遂三味藥

大陷胸湯方歌　一錢甘遂一升硝六兩大黃力頗饒日晡熱潮腹痛滿胸前結聚此方消先煎大黃次入芒硝後下甘遂末煎服一升得快利即止後服

黃坤載曰大陷胸證表陽雖陷而經邪未解宜用麻黃石膏甘遂枳實雙解表裏又活人書用枳實理中丸甚效程氏曰結胸病欲破結軟堅則黃芩栝蔞牡蠣為佳

結胸項強如柔痓大陷胸丸法最超半升亭歷同硝杏八兩大黃取急消先搗大黃後亭藶納入硝杏又合研取如彈子一丸大別搗甘遂末一錢白蜜二合二升水煮取一升頓服完一宿便利莫更服不利再照前法煎一錢者一錢七也方中亭藶杏仁俱炒過

論歌二條

結胸若見脈浮大下之則死真可怕結胸證具若煩躁此證必死莫妄療

小結胸證在心下按之始痛脈浮滑不似大結關脈沉小陷胸湯可用也大結不按亦痛小結按之始痛小結之脈浮滑大結之脈寸浮關沉其分别在此

小陷胸湯方歌　半夏半升連一兩瓜蔞整個要先烹去渣分溫作三服一服未效再服成

論歌

又有病似結胸狀陰氣逆聚腹滿硬邪由胸表陷入裏飲食如

故時下利寸浮關小細緊沉積寒內結無陽甚此名藏結告醫

家舌白苔滑為難治（難治謂不可攻也必有和解温散之法在）

按邪結三陽曰結胸邪結三陰曰藏結二者皆下後邪氣乘虛入裏所致然結胸病屬裏寒必不能食藏結病屬裏虛飲食如故結胸病不大便而脈沉石藏結病痛下利而脈細緊若不由下後邪陷者果係藏結陰邪舌白苔滑者可用理中等藥温之如舌苔不滑者亦有攻法

論歌三條

病人脇下素有痞在臍左右相連接痛引小腹入陰筋此名藏結亦主死

臟結之病屬陰寒亦有陽復發熱證病人煩燥熱如焚寒熱往

來膽邪盛膽木陽復可下之若肝陰盛人反靜外證寒熱不往來舌白苔滑莫亂治

若非寒實上結胸外無熱證表已解可與三物陷胸湯白散之方亦可服　金鑑云陷胸湯三字衍文即三物白散方

白散方歌　巴豆熬來研似脂只須一分守成規更加桔貝均三分寒實結胸細辨醫强人只服半錢匕弱者減半亦服之上病必吐下病利熱粥催利冷粥止　分去聲讀

論歌二條

太陽誤下其脈浮不結胸者為欲解脈若促者必結胸脈若細

此條諸脈悉遵金鑑

數必咽痛脈若絃者兩脇急脈若緊者頭必痛脈沉緊者必欲嘔脈沉滑者協熱利脈數滑者必下血此條歷言誤下之變脈促指促而有力言

太陽病至二三日不得安卧但欲起外煩心下必欲結脈微弱者有寒也乃反下之寒愈增下之雖止胸必結若利未止又誤下此症名為協熱利外熱內寒兩相兼胃逆脾陷病增劇

太陽壞證成痞論歌

外證未解數下之協熱而利利不止心下痞硬中氣傷人參桂枝湯可治協熱利者合表邪裏熱而下利也證

人參桂枝湯方歌　人參湯即理中湯加桂後煎痞利嘗桂草

方中皆四兩同行三兩朮參薑

論歌

傷寒下後復發汗陽亡土敗遂成痞其人惡寒表未解不可攻痞當解表解表祇宜桂枝湯攻痞黃連瀉心方

黃連瀉心湯方歌　痞證分岐辨向趨關浮心痞按之濡大黃二兩黃連一滚沸湯侵病緩驅此方不煎以開水泡服之

論歌

脈浮誤下變沉緊心下作痞按之軟此為氣痞結中宮關浮黃連瀉心用若復惡寒汗出者附子瀉心湯始可

附子瀉心湯方歌　一枚附子煮成湯一兩芩連二大黃汗下惡寒心下痞專煎輕漬要參詳大黃芩連三味以滾[illegible]水泡取汁合附子汁一處分溫三服

論歌

中風下利兼嘔逆表證未解不可攻其人汗出又發熱頭痛心下痞硬滿乾嘔短氣有飲邪胃肺二氣俱上逆若人汗出不惡寒十棗湯方乃可服

金鑑訂正下利二字必傳寫之誤當是不利乃合豈有上吐下利而用十棗湯之理

十棗湯方歌　大戟芫花甘遂平妙將十棗煮湯行中風表證全除盡裏氣未和此法程右藥三味等分為散以棗湯服一錢七利後粥養此方宜酌用虛人忌服

論歌

汗後陽傷胃氣虛邪乘胸腸水留胠乾噫食臭穀不化腹内雷鳴下利餘生薑瀉心湯主治參草和中棗健脾半夏生薑蠲水飲芩連攻痞病全除食臭即俗云打噯有食臭味也

生薑瀉心湯方歌　生薑四兩夏半升芩連乾薑各兩稱人參甘草皆三兩棗十二枚一齊烹

論歌

傷寒誤下成虛痞下利腸鳴穀不化乾嘔心煩不得安若還再下痞益甚此非熱結胃中虛甘草瀉心湯可醫

甘草瀉心湯方歌　四兩甘草三乾薑半升半夏力能匡棗十

二枚連一兩黃芩三兩合成方此方係伊尹所製治狐惑病其聲嗄者加參三兩

論歌

傷寒誤下利不止中氣大傷心痞硬瀉心等湯已服之又被他藥再誤下陽氣脫陷利不止理中湯服效全無此證宜從下焦治禹餘糧方固塞宜若其下利仍未止法當燥溼利小便

石脂禹糧湯方歌　赤石禹糧各一斤下焦下利此湯欣理中不應宜斯法爐底填來得所聞

論歌二條

本因誤下乃成痞與之瀉心痞不解其人煩燥口渴甚小便不

利五苓散

傷寒汗吐下兼備表證雖解脾陰起心下痞滿噫不除旋覆代赭湯為主

旋覆代赭石湯方歌　五兩生薑夏半升草旋三兩噫堪憑人參二兩赭石一棗十二枚力始勝

論歌二條

病者亦如桂枝證項不强兮頭不痛寸脈微浮胸痞硬氣上衝咽不得息此為寒痰在胸中吐之當用瓜蒂散

病人手足皆厥冷陽不四達脈乍緊心中煩滿饑不食吐之亦

宜瓜蒂散此證必胸中難受故宜吐

瓜蒂散方歌　瓜蒂赤豆各一分搗散合取一錢匕香豉一合熱湯煎煮作稀糜和散服服之不吐少少加若得快吐藥即止諸亡血家與虛家此方雖有莫亂與瓜蒂甜瓜蒂也赤豆家園所種之赤小豆也一名紅飯豆非野產者

論歌四條

傷寒吐下復發汗其人虛煩脈微甚八九日間心下痞脇下疼痛氣衝咽眩冒筋脈動惕者久而成痿人無用

太陽病證已發汗汗後轉熱而惡寒醫者見熱復下之陽亡土

敗心下痞表裏俱虛成獨陰復加燒鍼以泄氣因而胸煩面赤黃皮膚瞤動為難治若色微黃手足温土復陽回尚可愈

傷寒腹滿譫語者寸口之脈見浮緊浮緊之脈屬表寒腹滿譫語為裏熱此證主治誠兩難不堪用藥衹宜刺太陰論中尋一方桂枝大黃或可治原論有此肝乘脾也名曰縱刺期門十一字金鑑訂正云與上文義不屬宜刪之

傷寒發熱惡寒者又見大渴欲飲水飲水多者腹必滿若自汗者表可解小便利者滿可滅若不汗出小便閉小青龍湯先解外外解其滿未除者十棗湯可下之愈原論有此肝乘肺也名曰橫刺期門十一字金鑑訂正云與上文義不屬似有遺誤故刪之○此条與上条治方皆本金鑑註

黃坤載曰太陽之病不解於太陽而入陽明之府太陰之藏寒熱偏勝危機伏藏是皆太陽之壞病也然悠忽失治離表傳裏俟其入於陽明而用承氣入於太陰而用四逆猶有救逆之方至於未成陽明下早而為結胸將成太陰誤下而為痞承氣四逆俱不可用是為壞中之壞莫可挽救者也仲景於此變承氣四逆而為陷胸瀉心等法挽逆為順至德神功無以加矣

傷寒傳經歌

傷寒傳經不傳經一日太陽便分明脈若靜者為不傳脈若燥

者必傳經證見煩燥頗欲吐傷寒熱證必傳經二日不見陽少證其脈漸小溺亦清三日不嘔反能食可知傳不到三陰

黄坤載曰傷寒中風一日太陽二日陽明三日少陽四日太陰五日少陰六日厥陰日傳一經六日而遍此定數也諸所謂不傳者言不傳藏府非不傳經絡傷寒惟傳經一事譌謬百出道理未為難解自是醫法不明耳

三陽合病併病歌　歌本金鑑

合病兩三經同病併病傳歸併一經二陽合病滿喘發自利葛根嘔半同太少利芩嘔加半明少弦負順長生滑數宿食大承

氣三陽合病腹膨膨口燥身重而譫語欲眠合目汗蒸蒸遺尿面垢參白虎浮大汗下禁當應二陽併病汗不徹面赤拂鬱大青龍表罷潮熱手足汗便難譫語大承攻太少頭項痛眩冒心下痞硬如結胸禁汗吐下惟宜刺譫驚不食利多凶

註一經未罷又傳一經二經三經同病而不歸併一經者謂之合病二經三經同病而後歸併一經自病者謂之併病滿喘發謂二陽合病當下利若不利加喘滿者宜麻黃發之也自利者用葛根湯也嘔加半者二陽合病不下利加嘔者宜葛根加半夏也太少太陽少陽合病也太陽有頭痛發熱惡寒無汗少陽有口苦耳聾目眩脇痛之證相合同病也利芩謂下利者宜黃芩湯也嘔加半謂不利者黃芩湯加半夏也若不嘔利而見太陽少陽之證非合病也宜用柴胡桂枝湯兩解之也明少謂陽明少陽兩經之證同見下利合病也弦負弦為少陽木脈木勝則土負負

則死也長為陽明土脈土勝則木不能災順則生也滑數謂陽明少陽合病下利黏穢者脈必滑數是宿食也宜大承氣湯嘔酸苦者宜大柴胡湯三陽謂太陽少陽陽明三經合病也設使脈浮不可汗脈大亦不可下惟宜用白虎湯加人參也若未經汗下津液未傷三陽合病之輕症宜柴葛解肌湯清之二陽併病謂太陽陽明也發汗未徹宜大青龍湯解之表罷裏熱宜大承氣湯攻之太少謂太陽少陽併病也亦禁汗下惟宜刺大椎肝腧肺腧以瀉其熱也義詳合病併病篇中

傷寒兩感證歌　歌本金鑑

一日太陽少陰病頭痛口乾渴而煩二日陽明太陰病滿不欲食身熱譫三日少陽厥陰病耳聾囊縮厥逆寒水漿不入神昏冒六日氣盡命難全

註兩感者藏府表裏同病也此證初病一日表裏俱熱者依少陰病得之二三日口燥咽乾之法用大承氣湯重劑以瀉陽邪之烈表裏俱寒者依少陰病始得之反發熱脈沉之法用麻黄附子細辛湯以解陰邪之急二日表裏俱熱者依陽明病譫語潮熱腹滿時減減不足言之法用大承氣湯攻之表裏俱虚者依三陽腹滿身重面垢譫語之法用大劑白虎湯加人参清之三日表裏俱熱者依厥深熱亦深之法用大承氣湯下之表裏俱寒者依脈微欲絶手足厥寒之法用當歸四逆加呉茱萸生薑湯温之緩則不及事矣其間頗有得生者後之學者四留意焉

陽明證

化氣○手陽明大腸足陽明胃一金一土戊土化氣於燥金母從子化而以燥金統之

經○足陽明行身之前其脈俠鼻絡於目故其為病身熱目痛鼻乾不得卧

府○陽明之為病胃家實也又外證潮熱譫語手足腋下濈然汗出腹滿痛大便硬皆府證

脈○傷寒三日陽明脈大○又尺寸俱長者陽明受病也長為陽明在經之脈大為陽明邪實之脈陽明務具此大脈方可以攻下

金鑑云陽明病在經脈當浮長入府脈當實大為辨

陽明經證歌

經病太陽陽明脈必浮大少陽陽明脈必弦大正陽陽明脈乃實大

金鑑心法陽明有表證其脈浮長面赤額疼發熱惡寒無汗目痛鼻乾不得卧陽明有熱證其脈洪長汗出身熱煩渴不惡寒反惡熱此二證俱屬經邪若陽

陽明經證有三般金鑑篇中仔細談未罷太陽之陽明雖有目痛鼻乾證猶見頭痛而惡寒其人身熱汗不出亦有有汗者太陽未罷表證參巳罷太陽之陽明壯熱有汗不惡寒心煩不眠口渴飲此正陽明經證看陽明之邪傳少陽兼見目眩耳亦聾口苦[illegible]作嘔胸脇痛此為少陽之陽明太陽桂枝加葛方有汗者用此方無汗者用葛根湯正陽白虎湯為主少陽柴胡白虎湯二方合用

陽明府證歌

其證潮熱發譫語手足腋下自汗出並無惡寒與脈浮且兼腹滿大便硬然而來路亦有三用藥攻導須細審若本太陽失治

明府症其脈必實大蒸蒸潮熱濈濈自汗腹中滿痛祇有三承氣湯治法

法發汗太過亡津液此為太陽入陽明小便頻數大便硬潤燥祇宜麻仁丸糞粒堅小脾約證或本少陽失治法過汗過利亡津液膽邪乘胃入陽明大便艱難有燥糞蜜煎膽汁各導之少陽陽明證須認若人病體陽素盛外邪傳入歸胃府又兼宿食不曾消此是正陽陽明證論中謂之胃家實三承氣湯方可問

論歌九條

太陽中風以發熱惡風汗自出為正病太陽傷寒以惡寒無汗為正病若傳入

陽明中風傳來者外證身熱汗自出不惡寒兮反惡熱此是已離太陽經者

陽明傷寒傳來者外證不熱而惡寒一日惡寒自罷後即自汗出而惡熱程應旄曰陽明惡寒終是帶表至於府病則惡熱矣表之罷否於此驗之

陽明則以汗出惡熱為正病

陽明證自汗少陽證盜汗

金鑑訂正脈遲下當有發

太陽陽明併病證一經未解又連經病原初得太陽時汗出不徹轉陽明微汗續出不惡寒未罷太陽不可下面色緣緣正赤者陽氣怫鬱當解之若當汗時汗不徹陽氣內鬱生煩躁疼痛走移不知處乍在腹中乍四肢其人短氣不得眠呼吸壅碍阻隧路更須發汗病則愈何以知之脈濇故此條亦陽明來路脈濇者必浮而濇也若係無力之濇為血少豈堪再汗

病人煩熱汗出解又如瘧狀日晡熱此病已屬陽明證脈虛浮者仍宜汗脈沉實者可下之發汗須用桂枝湯下之宜服大承氣

陽明脈遲汗出多微惡寒者表未解解表宜用桂枝湯若喘無

熱二字始與桂枝湯合否則桂枝加附子證矣

自傷寒傳來故脈見浮緊自中風傳來故脈但浮而自汗出也

几字音殊

太陽頭痛惡寒陽明目痛鼻乾兩經病故仍解表法

汗脈浮者發汗又宜麻黃方太陽陽明若合病喘而胸滿麻黃湯

陽明脈浮而緊者兼發潮熱有時作治宜麻黃加葛根脈若但

浮自汗出亦兼潮熱有時作又宜桂枝加葛根原論五回有證無治田今依金鑑補之

太陽項背几几强反見汗出惡風涼桂枝湯加葛四兩此名桂

枝加葛湯即於桂枝原方中加葛根

太陽項背几几强無汗惡風葛根湯芍甘麻桂皆二兩四兩葛

根三兩薑棗十二枚水一斗先煮麻葛去沫嘗

太陽陽明合病證自下利者葛根湯若不下利但嘔者加夏半

升兩麻黃即前葛根湯方內加半夏半升麻黃再加一兩

陽明府證論歌 二條

太陽病已當三日發汗不解蒸蒸熱此屬胃府不在經調胃承氣湯宜服 蒸蒸熱如釜甑之氣自内出也

傷寒吐後腹脹滿亦與調胃承氣湯 胸不脹滿而腹脹滿者表邪已盡胃中熱壅區也 此條黄氏書内缺

調胃承氣湯方歌 大黄三兩半斤硝二兩甘草須用炙汗後惡寒是陽虛汗後惡熱是陽實

論歌

二陽併病太陽罷但發潮熱手足汗大便難而譫語者此方宜用大承氣 潮熱證日晡發熱也 譫音詹亂語也

發汗不解腹滿痛急宜下之大承氣腹滿不減減無多亦當下之大承氣

大承氣湯方歌　大黃四兩樸半斤枳五硝三急下云枳樸先煎黃後入去渣硝入火微熏

論歌 二條

諸積諸熱結於裏痞滿燥實兼全者攻之均宜大承氣此條係出金鑑四解

陽明脈遲不惡寒汗出外解身反重短氣腹滿喘促兼且有潮熱手足汗此是熱結大便硬大承氣湯為主治若汗雖多尚惡寒其熱不潮未可與腹雖大滿便不通祇宜暫與小承氣脈遲身重

痞滿燥實四症痞者心下痞塞堅硬故用枳實破氣滿者腸腹滿急䐜脹故用厚樸消氣燥者津液過傷

腸乾糞結不通故用芒硝軟堅實者腹痛大便不通故用大黃攻熱下之

者溼旺熱壅也

小承氣湯方歌　樸二枳三四兩黃小承微結好商量長沙下法分輕重妙在同煎切勿忘

論歌 五條

汗吐下後傷津液微覺心煩小便數大便因之亦不通小承氣湯和之可

陽明病屬胃陽盛不因吐下而心煩此是燥土耗津液調胃承氣湯可與

陽明自汗又發汗病雖已差尚微煩此是過汗亡津液大便必

硬問小便小便前多而今少大便不久當自出

陽明自汗又發汗小便自利亡津液大便雖硬不可攻蜜導瓜根與膽汁三方俱可通大腸用之得法真靈驗

右方白蜜煎至可丸乘熱和作挺待冷插入肛中或用土瓜根搗汁灌入肛中或以猪膽一枚用筆管一半入膽口中紮緊一小半在膽口外插入肛中用指擠膽其汁自入肛內皆潤腸通便妙法也

胃熱津枯脾為約糞粒堅小便因難小承氣湯加芍杏麻仁加蜜為丸每服五十粒如梧桐子大

麻仁丸歌　四兩麻仁六兩杏枳芍厚樸三兩同大黃八兩蜜小丸開水服下五十定

論歌 二十一條

又有得病二三日脉弱亦無太少證但覺煩燥心下硬至四五日雖能食與小承氣微和之若不大便六七日小便少者不能食便下初硬後必溏未可與服大承氣須利小便糞已堅攻之方與大承氣

無太陽少陽之表症

陽明潮熱便微硬可與大承氣湯服便若不硬不可與如至七日不大便恐有燥糞先試之小承氣湯與少服湯入腹中轉失氣此有燥糞可攻矣若不失氣莫妄與妄攻必脹不能食欲飲與水亦噦水虛寒之氣轉上逆其後潮熱久不退必是大便再

結裏和之亦宜小承氣

陽明譫語發潮熱脉滑而疾為裏實因與小承氣一升腹中失氣可更服若不失氣勿與之明日不便脉反濇脉微濇者為裏虛難治不可與承氣

傷寒吐下後不解不大便兮過旬日日晡潮熱不惡寒如見鬼狀每獨語劇者病發不識人（心欲絕也）循衣摸床（肝欲絕也）喘直視（肺腎欲絕也）按其脉滑猶可生脉濇血枯人必死微者發熱譫語耳大承氣湯可與服（論本脉弦）

金鑑云是脉滑

金鑑註此證陽亢陰微孤陽無依神明擾亂之象惟診其脉滑堪下則生脉濇為虛難下必死與太陽中風火刼變逆捻衣摸床小

傷寒四五日脉沉外證又見喘與滿脉沉（必是沉而有力）其熱為在裏喘滿胃

便利者生不利者死相類婁全善治尋衣摸床危惡症每用補益得愈大抵此症多生於汗吐下後陽氣大虛精神失守診其脈沉細者以參芪補之厥冷者參附治之活全者不少若脈滑有力祇有下耳

凡內虛而自下利者脈當

壅肺不利不宜汗之反發汗津亡神亂必譫語此證宜早下此證喘是微喘邪實所致也

又有自汗譫語者燥糞在胃須下之六日過經乃可下下之宜用大承氣下之若早語言亂表虛裏實此其故

傷寒十三日不解過經譫語因裏熱醫者當以湯下之若溺利者便當硬而反下利胃脈調知服丸藥下之錯蓋自利者脈當厥今脈反調為內實此是調胃承氣證勿用大小承氣藥

陽明病證已下之心中懊憹而又煩胃有燥糞宜再攻先硬後溏莫妄下凡云攻者皆大承氣湯方

陽明譫語有潮熱不能食者燥糞結此宜大承氣攻之若能食

厥厥者脈初來大漸漸小更來則漸漸大是也

冒昏冒也

者便硬耳便硬祇宜潤之

病人小便不見利大便乍難而乍易時有微熱喘冒兼不得卧者燥糞故此證亦屬胃不和攻之宜用大承氣

病不大便五六日繞臍作痛胃氣結燥煩發作有時者攻其燥糞大承氣

大下之後六七日不大便兮煩不解腹滿痛者有宿食攻其燥糞大承氣

陽明少陽合病證胃受膽克必下利脈滑而數有宿食下之宜用大承氣

首句指中風症[illegible]三句指傷寒症[illegible]

三陽合病脈浮大兩關脈長上關上土氣困乏但欲眠陽氣不斂閉目汗治宜白虎湯按浮為太陽脈大為陽明脈上關上即弦長之脈屬少陽此為三陽合病之脈

陽脈微而汗出少陽不亢兮津未耗陽脈實而發汗多汗出不止為太過太過為陽絕於裏津液消亡大便硬陽脈指寸脈言

胃熱陽絕脈當知脈浮而芤診來宜浮為陽盛芤陰虛浮芤相搏胃氣熱

發汗不解腹滿痛急宜下之大承氣陽明發熱汗多者急宜下之大承氣

傷寒病至六七日目不了了睛不和表無寒熱裏不痛但身微

熱大便難此為裏實當急下下之須用大承氣了同瞭明也
陽明痛而喜忘者燥熱傷血血瘀結大便雖硬易而黑下其蓄
血抵當藥即抵當湯

張志聰曰太陽蓄血在膀胱故驗其小便之利與不利陽明蓄血在腸胃故驗其大便之黑與不黑

病人發熱七八日外不惡寒内不滿脈雖浮數可下之下之脈
數仍不解外證消穀而善飢至六七日不大便此非胃熱血瘀
故攻血亦用抵當劑服湯脈數仍不解再加下利而不止此為
血分受病深必致協熱利膿血

協合也

陽明下血譫語者此為熱氣入血室但頭汗出刺期門濈然汗
出則自愈

黃坤載曰陽明有經有府經主傳輸府主受盛病在太陽之經若胃陽非旺則二日陽明三日少陽六日經盡汗解不入陽明之府此總統於太陽一經不論二三四日俱係桂枝麻黃二證雖二日陽明之時亦不得謂之陽明病以其明日則傳少陽後日則傳太陰非陽明中土無所復傳之證也若胃陽素旺經邪內傳此方謂之陽明病蓋正陽當令太少無權而三陰退避自此而永留胃府終始不遷所謂陽明中土無所復傳也方其府熱未實經病不罷是為葛根湯證及其胃熱鬱蒸汗出表解潮熱痛滿但用承

氣攻下别無餘事使非下早裏虛萬無意外之變感病之百不失一甚可慶慰者也然而物忌盛滿亢則害生於此遷延失下久而陰爲陽併津液消亡土焦水涸亦歸於死仲景所以示早攻之戒而垂急下之條早攻則陽去而入陰緩下則陰盡而陽亢遲速均失也是故承氣之法妙在緩急合宜之交使夫病去而人存是在良工焉之此語宜熟玩

陽明虛證論歌十四條

陽明之病法多汗今反無汗其身癢有如虫行皮中狀此是胃虛邪鬱表金鑑云宜葛根湯小劑

傷寒訣

陽明能食名中風不能食者名中寒中去聲金鑑註能食者自中風來不能食者自傷寒來陽明之病若中寒不能進食溺不利手足汗出作固瘕大便初硬後溏利此是胃冷穀不化必服煖水燥土劑陽回泄止固瘕消續出大便如痰涕按此證脈必遲手足汗必是冷汗小便不利必是寒溼不化也

陽明虛證不能食外熱內寒莫誤攻誤攻其熱必作噦此乃胃中虛冷故

陽明脈浮而遲者表熱裏寒必下利下利清穀四逆湯胃中虛冷不食者與之水飲亦發噦此證宜理中湯加丁香吳萸以治噦

傷寒大吐大下之中氣極虛汗大出外象面赤陽離根復誤發

汗必作噦温中降逆吳萸湯通治胃冷作噦者

　嘔吐噦辨噦即乾嘔有聲無物也與有物無聲之吐不同與有聲有物之嘔亦不同噦與三陰證同見者為虛為寒噦與三陽證同見者為實為熱虛寒者宜四逆湯理中湯吳萸湯實熱者宜大小承氣湯若病久聲噦者難治此數語出金鑑註解

陽明内虛故無汗氣又下虛小便利二三日後咳而嘔手足厥者必頭痛

陽明胃逆但頭眩不惡寒者表已解能食而咳必咽痛若不咳者咽不痛按此證頭眩者陽火上浮咳者相火衝咽皆虛火也○酉岑讀

食穀欲嘔屬陽明吴茱萸湯可主之棗十二枚參三兩生薑六兩一升萸得湯反劇上焦熱又非中焦之寒虚、、此證宜加黃連傷寒若見嘔多者雖有裏證不可攻此緣土虚胃氣逆莫當陽明府病治（金鑑註曰惡寒發熱之嘔屬太陽寒熱往來之嘔屬少陽但惡熱不惡寒之嘔屬陽明）

太陽寸緩關浮脈按其尺弱腎不充論脈猶是傷風證其人汗出作寒熱太陽表證尚未解因醫誤下心下痞如不因下而痞者外不惡寒而内渴此是太陽轉陽明小便數者大便硬十日不便無所苦渴欲飲水少與之救渴宜服五苓散

陽明心痞不可攻攻之利不止者死若利止者猶可愈原因痞

春夏月病為溫熱症

者太陰證太陰腹滿而吐利若誤下之胸結硬

陽明中風口咽乾腹滿而喘脈浮緊發熱惡寒有表邪誤下腹滿小便難金鑑註此為風寒兩傷表裏同病之症如太陽陽明證多宜桂枝加大黃湯如少陽陽明病多宜大柴胡湯解之

陽明脈緊太陽證口苦舌乾兼少陽腹滿而喘又太陰其人發熱不惡寒汗出身重反惡熱此是陽明熱夾溼誤汗則躁反譫語誤鍼怵惕反不眠誤下胃虛心懊憹舌上胎者梔豉湯渴飲口燥參白虎脈浮發熱渴飲者小便不利豬苓湯黃坤載註此章申明上章與金鑑註畧異

豬苓湯方歌　茯苓豬苓與滑石澤瀉阿膠各一兩煮好去渣

脈必左右三部大小平等乃和

膠後煎育陰利水法皆全

論歌 三條

發汗已多又發汗陽亡譫語脈短死脈自和者猶可愈直視譫語亦陽亡兼喘滿者胃逆死兼下利者脾陷死黄註云此申明上章誤汗譫語心憒之義

陽實譫語多妄言陽虛鄭聲語重復此辨譫語與鄭聲不同義

附渴證辨太陽病煩熱無汗而渴小便利者大青龍證也小便不利者小青龍湯去半下加花粉茯苓證也太陽病煩熱有汗而渴小便利者桂枝合白虎湯證也小便不利者五苓散證也○陽明病煩熱無汗而渴小便利者葛根湯加石膏證也小便不利者五苓散加石膏滑石寒水石證也陽明病煩熱有汗而渴小便利者白虎湯證也小便不利者猪苓湯證也○少陽病寒熱往來無汗而渴小便利者小柴胡去半夏加花粉證也小便不利者柴胡加茯苓

證也〇太陰證無渴少陰陽邪煩嘔小便赤而渴者猪苓湯證也少陰陰邪下利小便白而渴者真武湯證也〇厥陰陽邪消渴白虎加人參證也厥陰陰邪轉屬陽明渴欲飲水者少少與之則愈此辨出金鑑

陽明下後有表熱手足温而不結胸心覺懊憹不能食但頭汗出梔豉湯

梔豉湯方歌　山梔香豉治何為懊憹難眠胸窒宜十四枚梔四合豉先梔後豉煎法奇

論歌十條

以下兩条在夏月皆屬伏氣温病

〇三陽合病證何如頭痛發熱為太陽耳聾寒熱為少陽惡熱不眠為陽明又見腹滿熱結裏身重不能自轉側口不仁而面又

垢日夜譫語兼遺尿誤汗心憒則譫語誤下額汗手足冷若夫通身自汗者救之白虎湯為主此陽明承氣初證前有三陽合病閉目則汗一条亦宜白虎湯

陽明汗多而渴者不宜猪苓宜白虎如係腎虛而熱兩尺脈數胃脈反平大汗不止宜六味湯

陽明經熱口乾燥漱水不嚥必作衄脈浮發熱口鼻燥但能食者亦必衄

陽明面赤不可攻攻之發黃溺不利陽明無汗溺不利心中懊憹必發黃陽明火刼額上汗小便不利必發黃陽明額汗身無汗溺濇渴飲必發黃此為溼熱瘀在裏治黃主以茵陳湯

陽明發熱汗出者此為熱越不發黃若但頭汗出劑頸溺難渴

欲飲水漿是為瘀熱在裏證解熱總宜茵陳湯
陽明病脈若浮緊必作潮熱按時發若脈但浮而不緊皮毛失
斂盜汗出
陽明脈遲食難飽飽則頭眩小便難此作穀疸莫下之下之腹
滿亦不減
陽明之病初欲食小便不利大便調其人骨節受溼疢翕翕如
有發熱狀忽然發狂汗出解此為水不勝穀氣與汗共併脈緊愈
陽明風脈浮弦大浮為太陽弦少陽大為陽明之正脈三陽合
病本中風症見短氣腹都滿脇下及心痛不通火升鼻乾不得

汗嗜臥一身盡發黃小便不通加潮熱時時噦者耳前腫刺之
小差外不解病過十日脈浮者可與小柴胡一方若脈但浮無
餘症全屬太陽麻黃湯如溺不利腹又滿再加噦者不可治
陽明病證發潮熱大便溏兮小便可胸脇滿結不去者小柴胡
湯治之可
陽明病證脇硬滿便秘發嘔舌胎白小柴胡湯治之可

少陽證

化氣〇手少陽三焦足少陽膽一火一木甲木化氣於相火子壯母衰故以相火統之

經〇足少陽行身之側循脇絡於耳故其為病胸脇痛而耳聾往來寒熱

府〇膽為少陽之府其為病口苦咽乾目眩心煩喜嘔

脈〇尺寸俱弦者少陽受病也

少陽病證論歌

少陽若自中風來兩耳不聞兩目赤胸中滿煩知邪陷誤吐下

之生驚悸

少陽若自傷寒來頭痛發熱脈弦細若誤發汗必譫語當和胃氣免驚悸

少陽病屬表裏半寒熱往來是的證其餘症見一二端小柴胡湯治之驗　餘症即下條諸病症

半表者外在太陽也半裏者內在太陰也

邪出併於陽則熱也邪入併於陰則寒也

傷寒中風五六日寒熱往來有時作胸脇苦滿邪在經默默不欲飲與食心煩喜嘔或不嘔口中或渴或不渴或心下悸溺不利或身微熱或咳嗽小柴胡湯此為主

傷寒病過四五日身熱惡寒頭項强脇滿肢温口渴者此是合

病兼三陽惟既脇滿邪向裏小柴胡湯爲主方少陽嘔而發熱

症小柴胡湯亦主方太陽頭痛發熱少陽脇滿陽明口渴

小柴胡湯方歌　柴芩半夏各半斤參薑甘草三兩匀棗十二

枚水一斗煮取三升温服升

加減歌胸煩不嘔除夏參瓜蔞一枚應加烹若渴去夏加

參煮合前四兩與五錢花粉清熱且生津再加四兩功更

鉅腹中痛者除黄芩加芍三兩對君語脇下痞硬大棗除

牡蠣四兩應生柞心下若悸溺不長除芩加茯四兩整外

有微熱去人參加桂三兩汗可出咳去參棗並生薑加入

乾薑二兩許五味半升法宜加温肺散寒力莫禦

論歌三條

潮熱證本屬陽明乃大便溏小便可胸脇滿係少陽經小柴胡湯用之妥

大便不通屬陽明脇下硬滿係少陽嘔而舌上白胎滑小柴胡湯是良方上焦得通嘔可止津液得下便可通胃氣和而硬滿除身必濈然汗出解

傷寒七日微惡寒發熱微嘔肢痛煩心下支結外邪在柴胡桂枝湯主之此證太陽之邪傳入少陽也支結心下之側小結也外邪太陽證也

柴胡桂枝湯方歌　小柴原方取半煎桂枝湯入複方全陽中太少相因病偏重柴胡作仔肩

論歌二條

太陽病已十日外脈浮細而嗜卧者設見胸滿脇痛症亦與小柴胡湯脈若但浮而不細猶是太陽麻黃證

傷寒寸濇尺脈弦法當急痛在脇腹先用小建中湯方不瘥再與小柴胡

小建中湯方歌　建中即是桂枝湯倍芍加飴絕妙方飴取一升芍六兩悸煩腹痛有奇長惟有嘔家不可與甘味動嘔且莫嘗

論歌

太陽少陽經合病協熱下利黄芩進甘草須教芍藥隨嘔加半夏生薑穩金鑑有黄連湯證一條無黄芩湯方

黄芩湯方歌　棗十二枚守成箴二兩芍甘三兩芩利用本方嘔加味薑三夏取半升斟

論歌

傷寒發熱汗出解不解仍熱心下痞又兼嘔吐下利者大柴胡湯此為主嘔吐心痞是太陰證而見於發熱汗出之後則非太陰而陽明也此湯清少陽之火兼泄陽明之熱

大柴胡湯方歌　八柴四枳五生薑芩芍三兩二大黄半下半

下利金鑑作不利又註云此證脈必有力

此證當細辨金鑑訂正脈細當是脈沉也
不了了自病不盡去也
溫溫當是嗢嗢

升十二 柬少陽實證下之方

論歌 五條

傷寒又有五六日頭汗出兮微惡寒手足冷而心下滿口不欲食大便堅按脈細者陽微結此為半表半裏證脈雖沉細非少陰若是陰證無頭汗先與小柴胡湯服若不了了得糞解宜大柴胡湯

太陽過經十餘日心下溫溫而欲吐胸中痛兼大便溏腹滿鬱鬱而微煩先時曾經吐下者可與調胃承氣服若不因極吐下者便是太陰非少陽調胃承氣莫與服何以知其由吐下以其欲嘔與便溏少陽餘波猶在故不因吐下者以黃芩湯加半夏生薑治之

傷寒論 四

婦人中風病寒熱又值經水剛適來得病七八日之後熱除脉遲身涼解乃胸脇滿如結胸譫語妄言又復作此為熱入血室證當刺期門泄其實服藥宜小柴胡湯刺法期門穴在巨闕兩旁各去同身寸之四寸五分肝之募也

婦人中風七八日續得寒熱有時發經水已來適斷絕此為熱入其血室外證如瘧內血瘀亦與小柴胡湯服

上二條言中風此一條言傷寒

又有婦人傷寒病發熱無汗適經來晝日明了暮譫語如見鬼狀卻非怪此是熱入血室證治法無用汗吐下經行血去病自愈

此條申上三條而言

血弱氣盡腠理開邪氣因入與正搏結於脇下屬少陽往來寒熱有時作其人默默不飲食少陽經與厥陰接胸及脇痛必作

嘔治以小柴胡主藥以上四条皆婦人血分病

黄坤載曰少陽經在二陽三陰之間陰陽交爭則見寒熱久而陽勝陰負但熱而無寒則入陽明陰勝陽敗但寒而無熱則入太陰小柴胡清解半表而杜陽明之路温補半裏而閉太陰之門使其陰陽不致偏勝表邪解於本經是為和解大柴胡則治少陰之經而兼陽明之府者也是以汗下温鍼傷津耗血之法俱少陽之所切忌恐其陰傷而入陽明也

少陽傳經歌

傷寒三日屬少陽其脉小者為欲已三日陽盡當傳陰其人不嘔反能食此為三陰不受邪再候三日當汗解若六七日無大熱其人外證見煩燥此謂陽去入三陰陽氣離根藏陰旺

少陽壞證入陽明論歌

傷寒表病尚未解轉入少陽脇下滿乾嘔不食作寒熱尚未吐下脉沉緊可與小柴胡湯服若已吐下更發汗更加温鍼有譫語柴胡證罷為壞病知犯何逆以法治或入陽明之府或入三陰之藏皆壞病也

傷寒得病二三日風木鬱衝心下悸胃逆火炎又生煩小建中湯為主治

傷寒病入少陽經經絡血少脈結代風木鬱衝心悸動炙甘草湯此為主

炙甘草湯方歌　結代脈須四兩甘棗枚三十桂薑三半升麻麥一斤地二兩參膠酒水涵此方亦治傷寒邪盡氣血兩虛者麻即麻仁麥即麥冬參膠即人參阿膠也

論歌

誤下胸滿煩驚者小便不利發譫語一身盡重轉側難柴胡龍牡湯與服

柴胡加龍骨牡蠣湯方歌　參苓龍牡桂丹鉛茯夏柴黃薑棗全棗六餘皆一兩半大黃二兩後同煎此方亦治癲癇證肝膽

驚疾可瘳痊

論歌二條

凡柴胡證不宜下下之此證仍未罷可復與之小柴胡振慄發熱汗出解服柴胡湯已渴者此屬少陽轉陽明葛根白虎調胃湯各從其宜治之可

太陽過經十餘日屢下之後又數日柴胡證在屬少陽仍與小柴胡湯服若嘔不止心下急鬱鬱微煩為未解大柴胡湯下之愈

傷寒十三日不解胸脇滿而又發嘔日晡潮熱後微利此證少陽兼陽明下之大柴胡湯劑如法下後尚未利今反利者丸藥

誤推原潮熱證見時當先小柴胡解外後加芒硝並清裏於小柴胡方內再加芒硝六兩不解再服

少陽壞證入太陰論歌

傷寒病過五六日發汗已而復下之胸脇微結小便秘渴而不嘔頭汗多往來寒熱心煩者此為少陽非陽明治宜柴胡桂薑湯內有蔞根清燥熱

柴胡桂薑湯方歌　八柴二草蠣乾薑芩桂宜三栝四嘗不嘔渴煩頭汗出少陽嘔病要精詳

少陽誤下身發熱得病六七日後證脈遲浮弱惡風寒手足溫

者中氣盛醫乃二三次下之傷其中氣脇下痛面目及身盡發黄頭項强而小便閉醫者與服柴胡湯服湯脾陷後下重本渴欲飲飲反嘔飲水嘔者食亦噦小柴胡湯勿用也擬方當從太陰治

噦當作吐

黄坤載曰少陽在半表半裏之間故宜小柴胡治之而半表之陽盛則黄芩不足以清表陽而人參反益半表之熱服柴胡後渴者屬陽明是也半裏之陰盛則人參不足以温裏陰而黄芩反益半裏之寒服柴胡後必下重是也小柴胡未嘗犯本經之禁而於陰陽偏盛者猶有助虚之弊

況乎汗下温鍼倒行逆施陽盛而泄其陰陰盛而伐其陽則入陰入陽壞病百出矣仲景於是有救逆之法使之離陽明之府而出太陰之藏所謂明輔造化幽贊鬼神者也

少陽壞證成結胸痞論歌

太陽與少陽併病頭項强痛或眩冒心下痞硬如結胸不可汗下、祇可刺（刺肺俞肝俞穴與期門穴）

太少併病反下之經邪不解成結胸心下痞硬利不止水漿不入心内煩（清氣下陷濁氣上逆）

傷寒得病十餘日熱結陽明為在裏往來寒熱屬少陽與大柴

胡雙解可若但結胸無大熱此謂水結在胸脇但頭上汗微出者大陷胸湯治之可

傷寒得病五六日嘔而發熱柴胡證不解經那誤下之柴胡證在宜復與此雖下之不為逆蒸蒸發熱汗出解若心下滿硬痛者此熱内陷為結胸大陷胸湯主治之若滿不痛此為痞柴胡湯方不可與湯宜半夏瀉心可

半夏瀉心湯方歌　三兩薑參炙草芩一連痞證嘔多尋半升半夏棗十二去渣再煎守古箴取三升温服一升日三服

黄坤載曰太陽少陽合病則有嘔利之條嘔利者非太陽

少陽之病而實陽明之病也甲木鬱則克戊土胃以倉廩之官而被甲木之邪經迫府鬱不能容納故病上嘔而下利究之胃病則氣逆逆則為嘔脾病則氣陷陷則為利嘔多者少陽傳陽明之病利多者少陽傳太陰之病也

又曰病在少陽或入陽明之府或入太陰之藏將入陽明而經邪未罷下早則為結胸將入太陰誤下則為痞與太陽之結胸痞病由來正同也

太陰證

化氣○手太陰肺足太陰脾一金一土從母化氣而爲溼故以溼土統之

經○足太陰脾其脈由足走胸布胃中絡於嗌故其爲病腹滿而嗌乾

太陰病陽邪○腹滿痛嗌乾總綱

太陰病陰邪○脈沉遲吐食腹滿時痛自利不渴總綱

脈○尺寸俱沉細者太陰受病也

太陰病證論歌

太陰脾藏之為病腹滿而吐食不下自利益甚腹時痛若誤下之胸結硬胸下脾胃之分痞鬱胃口故胸下結硬也按吳人駒曰自利益甚四字當在若誤下之胸下結硬句後方合

太陰腹滿痛吐利諸證見者為藏病若無諸證脈尚浮雖傳太陰是經病桂枝發汗最相宜莫與臟病同一例此即傷寒四五日證

發熱頭痛是表證脈不見浮反沉遲雖有身體疼痛者急先溫裏用四逆

四逆湯方歌　生附一枚兩半薑炙草二兩少陰方建功薑附如良將將將從容借草匡

四逆加人參湯方歌　四逆原方主救陽加參一兩救陰方利

雖已止知亡血惡寒脈微以此匡

論歌三條

下利清穀或脹滿身雖痛疼先温裏温裏宜用四逆湯後服桂枝湯解表

傷寒腹痛若轉氣下趨少腹欲自利自利不渴屬太陰藏寒温之宜四逆

脈浮而遲又下利下利清穀不黏滯此是表熱裏寒證四逆湯方為主治

傷寒胸中本有熱肝邪克脾膽克胃腹中痛而欲嘔吐方用黃連湯為主

黃連湯方歌　腹疼嘔吐藉樞能二兩參甘夏半升桂連乾薑

各三兩棗枚十二妙層層

論歌二條

病本太陽醫誤下因而腹滿時痛者此為轉屬太陰經桂枝芍藥湯為主方即太陽桂枝湯更加芍藥三兩煮若教腹滿實且疼黄加二兩前方入若人脈弱自便利腹滿時痛證大實仍宜大黄芍藥湯須減分兩因胃弱此證腹滿時痛證大實者因按之拒痛脈雖弱亦可下或因加附子

傷寒病至七八日溼熱瘀蒸身發黄小便不利腹微滿黄如橘者茵陳湯此證是陽黄

茵陳湯方歌　茵陳蒿煮用六兩十四枚梔二兩黄梔黄二味

後入煮腹減溺赤黃即忘

論歌

傷寒脈浮而緩者手足自溫繫太陰太陰證當身發黃若溺自利黃不發至七八日忽暴煩後自下利十餘次利能自止為脾實邪不自容腐穢去

又有黃從汗解證傷寒表病汗未泄瘀熱在裏身發黃連翹麻黃赤豆湯

連翹麻黃赤小豆湯方歌　黃病薑翹二兩麻一升赤豆梓皮誇棗須十二能通竅四十杏仁二草佳無梓皮以茵陳代之

論歌二條

又有身黃發熱證瘀熱在裏清解宜炙草蘗皮皆一兩梔十四枚不去皮

又有寒溼發黃證病因汗後身目黃此非溼熱不可下温寒去溼法為良按内經目黃病最多此條係汗後身目兼黃者愚謂黃證當辨陰黃陽黃始有治法凡論中缺畧者須從金匱求之

黃坤載曰三陰篇皆言藏病非經病也經病而不入於藏傷寒不過六日中風不過七日無不汗解之理三陰經病總統於太陽一經四日太陰未可曰太陰之為病亦不必痛滿吐利藏寒而用四逆五日少陰未可曰少陰之為病

亦不必厥逆吐利水盛而用真武六日厥陰未可曰厥陰之為病亦不必蚘厥吐利風動而用烏梅總之不拘何經其在六日以内者悉宜麻桂發表無異法也至於自經而入藏然後太陰有痛滿吐利之證而用四逆少陰有厥冷吐利之證而用真武厥陰有蚘厥吐利之證而用烏梅以其一藏之為病如此而用藥不得不如此也而桂枝麻黄之法不可用矣昔人謂傳經為熱直中為寒固屬庸妄胡談程氏乃以藏病為經病且謂傷寒不傳經亦悖謬不通

附

太陰證理中圓方歌

陽虛喜睡不了了胃中有寒乾薑宜人參草朮湯尤好名號理中健胃脾

方止人參白朮甘草乾薑四味各三兩搗篩蜜和為丸如鷄子黃許大以沸湯數合和一丸研溫服之日三四夜二服腹中未熱益至三四丸然不及湯湯法以四味依兩數切用水八升煮取三升去滓溫服一升日三服

加減法若臍上築動者腎氣動也去朮加桂四兩吐多者去朮加生薑三兩下多者還用朮悸者加茯苓二兩渴欲飲水者加朮足前成四兩半腹中痛者加人參足前成四兩半寒者加乾薑足前成四兩半腹滿者去朮加附子一枚服湯後如食頃飲熱粥一升許微自溫勿發揭衣被

燒裩散方歌

裩襠隱處取燒灰能治陰陽易病危氣臟味鹹能入腎服時方寸水調爲

此治傷寒病初愈後男女不慎房事或男病傳入不病之女或女病傳於不病之男謂之陰陽易或男女新愈交接因而復病名曰房勞復二證皆少腹急痛牽引陰中身重少氣頭目眩暈四肢拘攣熱氣衝胸即燒裩散證也犯是病者男以女之裩襠女以男之裩襠剪下燒灰白湯送或酒送日三服則愈

少陰證總論

金鑑曰少陰腎經水火之藏邪傷其經隨人虛實或從水化以為寒或從火化以為熱水化為陰寒之邪是其本也火化為陽熱之邪是其標也陰邪其脈沉細而微陽邪其脈沉細而數至其見證亦各有別陰

少陰證

化氣○手少陰心足少陰腎一火一水癸水化氣於君火夫從妻化而以君火統之

經○足少陰之脈貫腎絡肺繫舌本故其為病口燥舌乾而渴

少陰病陽邪○脈沉細數口燥咽乾心煩不得臥　此條是綱

少陰病陰邪○脈沉細背寒但欲寐口中和咽痛腹痛骨節痛厥利清穀　此條是綱

脈○尺寸俱沉者少陰受病也又曰少陰之為病脈沉細但欲寐

黃坤載曰少陰以癸水而化氣於丁火無病之時丁火下降而交水癸水上升而交火水火互根陰陽交濟二氣合

66

邪背惡寒口中和陽邪背惡寒則口中燥陰邪但欲寐身無熱陽邪雖欲寐則多心煩陰邪咽痛不腫陽邪咽則腫疼陰邪腹痛下利清穀陽邪腹痛下利清水或便膿血也陰邪外熱面色赤裏寒大便利小便白陽邪外寒手足厥裏熱

為一氣故火不上熱而水不下寒及其一病丁火上炎而為熱癸水下潤而為寒逆成氷炭矣少陰病但見其下寒而不顯其上熱者以水能勝火而火不能勝水病則水勝而火負一定之理也水之所以不勝火者全賴乎土水雖有勝火之權而中州之主隄防陰邪則寒水不致泛溢而君火不至漸亡蓋土旺則水邪不作少陰不病也中氣一敗隄防崩潰寒水無制浸凌君火上則飛灰不然下則堅氷不解雖有四逆真武之法但恐陽神已去陰魄徒存挽之末路桑榆難追故少陰之死證總因土氣之敗也其惡寒踡卧者少陰之本病其厥逆吐利者水土之合病以水邪侮土脾胃虛寒不能溫養四肢則手足逆冷胃寒而氣逆則吐脾寒而氣陷則利脾胃之寒皆腎氣之所移也仲景於少陰病而曰少陰負趺陽者為順也竅妙在此一語

少陰病證論歌

少陰藏病連經證始得病時反發熱按之脈沉不見浮麻黃附

大便秘小便赤此少陰標本寒熱之脉證也凡從本之治均宜温寒回陽從標之治均宜攻熱救陰回陽救陰其機甚微總在臨症詳究辨別標本寒熱以急施其治庶克有濟稍緩則不及矣

子細辛投麻辛二兩附一兩温裏發表此湯優

少陰病得二三日亦有發熱脉沉者麻黄附子甘草湯麻甘二兩附一枚

麻黄附子甘草湯方歌　二三日間無裏證少陰病勢較前輕並無下利厥逆證亦無不寐與心煩更無自利下清水咽乾口燥大便難方用麻黄附子並甘草和之易細辛

論歌九條

少陰藏病不發熱脉細沉數為在裏陰盛陽衰不可汗汗之陽亡大事壞此條脉細沉數即為陽邪非四逆湯證也

67

少陰之病脈沉者急宜温之四逆湯脈沉身疼手足冷骨節痛者附子湯苓芍三兩白术四附子一枚二兩參

少陰病得二三日口中和兮裏無熱背惡寒者督脈衰附子湯方亦主治

少陰病咳而下利被火刼汗必譫語津液乾燥小便難少陰強汗症如此強上聲勉強也

少陰病厥而無汗強發其汗必動血或從口鼻從目出下厥上竭為難治厥手足冷也

少陰脈微不可汗雖有發熱急温補尺脈弱濇不可下雖有咽

乾宜温補病脈陰陽俱緊者汗出亡陽屬少陰脈緊乃是裏陰盛不當有汗反汗出法當咽痛而吐利少陰脈緊無汗出七八日後自下利緊脈變微肢反温緊脈去者為欲解雖煩下利必自愈也

少陰病得二三日咽痛可與甘草湯方即甘草用二兩不瘥加桔一兩嘗

少陰病覺咽中痛半夏散即下三味為散方煎作湯桂甘半夏各等分内散兩匕更煎嘗

少陰病熱咽生瘡言語艱難苦酒湯半夏先同苦酒醋也煮沸時鷄殼一同嘗原方以半夏著苦酒中以鷄子殼去黄入半夏苦酒置刀環中安火上令三沸去渣少少咽之不瘥作三劑

苦酒湯方歌　半夏一味十四枚鷄清苦酒攪幾回刀環捧殼煎三沸咽痛頻吞絕妙哉

少陰下利咽痛者胸滿心煩猪膚湯

猪膚湯方歌　一斤猪皮刮去肥水煎去滓粉蜜煨米粉五合一升蜜熬香和合服之宜黃氏方註白粉即鉛粉陳氏方歌作米粉

論歌

少陰病有不能食飲食入口即吐出心中温温有痰涎欲吐又復不能吐始得之時手足寒脈弦遲者可吐之若係寒飲作乾嘔急宜温之湯四逆按此條全在辨症分明始之食入即吐者原係火症而又胸有痰涎欲吐而不能吐

可知不食亦欲吐也凡有火者肝胃脈必洪數今又手足寒而脈弦遲安知不是寒症難用吐法惟看真心中温温欲吐不能故放心吐之不可下也若係寒飲作嘔舌必青白色與脈遲肢冷相合急宜四逆湯温之不可吐也豈可下乎辨症少差為害不淺

論歌 三條

少陰欲吐不吐者心火上騰而生煩腎水下旺而欲寐五六日間自利渴此渴屬虛引水救驗之小便必白色下焦虛寒土不温此屬少陰病形確 原論無方擬用四逆湯陳修園曰附子温煖腎氣而生津液亦能止虛渴

少陰吐利手足冷煩燥欲死吳萸湯人參大棗培中土吳萸生薑煖胃陽

少陰病至四五日四肢沉痛腹中疼小便不利大便利此為水氣有停瘀其人或咳或嘔者小便或利或不利治水俱宜真武湯

真武湯方歌　附子一枚炮去皮苓薑芍藥三兩施白朮二兩合成劑煮取三升溫服之咳者五味加八兩細辛乾薑各兩奇小便利者去茯苓大便利者白芍袪乾薑加入二兩重溫土去水為扶脾嘔者去附生薑入足前半斤數相宜

古方分兩不可拘泥如此方五味子用至八兩即以八錢代之毋酸[illegible]亦難服

論歌三條

少陰下利脈微澀嘔而汗出數更衣若利反少當溫上灸之陽回法可依原論無方此證即今之陽虛血少裏急後重下利病也溫上者即灸頂上百會穴此穴在前頂後一寸五分

少陰病利咳兼嘔脾陷胃逆肺病愁渴而心煩不眠者猪苓湯

用最相投方見陽明此條下利必是水瀉故以猪苓利小便也

少陰病見四肢厥腹痛下重或利泄或悸或咳或溺濇四逆散

用四味藥下重而利泄必是今之痢症或便下色黄而稠黏故用枳實否則四肢厥腹痛咳悸安知非裏寒何不用四逆湯方

四逆湯方歌　柴芍枳實炙甘草各用十分搗為末白飲和服

方寸匕一日三服病可卻欬者利者再宜加乾薑五味各五分

悸者桂枝五分添小便不利茯苓倍腹痛加附一枚炮泄利下

重加薤白煮取三升滓須捐以散寸匕納湯煮分字皆去聲

論歌

少陰陰盛格陽證下利清穀是裏寒手足厥逆脈微絶身反外熱不惡寒其證面上見赤色或木賊土而腹痛或氣上逆作乾嘔或氣衝擊而咽痛或利雖止脈不出宜用通脈四逆湯其脈即出病可愈

四逆湯方歌　一枚生附草薑三招納亡陽此指南外熱裏寒面赤厥脈微通脈法中探

加減歌面赤加葱莖用九腹痛去葱真好手去葱換芍二兩加嘔者生薑三兩偶咽痛去芍桔梗加桔梗一兩循經走脈若不出二兩參桔梗去之莫掣肘

通脈四逆湯加猪膽汁湯方歌　生附一枚三兩薑炙甘二兩

玉函方脈微内竭滋真汁猪膽還加四合襄此治陰陽俱虛證氣血亦微水穀竭吐無可吐利無利汗出而微四肢急脈微欲絶此主之回生再造功孰及

論歌二條

少陰病證下利者脈微宜服白通湯生附一枚薑一兩四莖葱白通其陽服湯下利仍不止厥逆無脈乾嘔煩此亦陰盛格陽證白通再加猪膽湯服湯脈若暴出死徐徐脈出始回陽

少陰病至四五日腹痛溺濇利不止肝鬱脾陷便膿血桃花湯

用補其土

桃花湯方歌　一升粳米煮令熟一斤石脂半篩末餘半石脂同米煎三兩乾薑齊加入米熟成湯滓須捐調脂寸七日三服

論歌十一條

少陰病至八九日一身手足盡發熱此病係在太陽經膀胱受旁光也熱必便血原論無方按此條發熱與首條同但彼證初起發熱此證在七八日後發熱太陽旁光與腎相表裏故曰旁光受熱

少陰亡陽多死證脈微沉細但欲寐汗出欲吐不生煩至五六日寒水旺自利煩燥不得臥前證不煩有生機此證煩燥死不治

少陰吐利煩燥者四肢厥逆死不治

煩覺心中煩
躁覺手足擾

少陰四逆惡寒甚脈絕不煩而躁死

少陰惡寒身踡卧下利肢冷不可治

少陰下利雖止者頭眩時時自冒死

少陰病至六七日息高有呼無吸死

少陰陽回不死證雖病吐利肢不冷微陽欲復反發熱脈不至者須當灸灸少陰七壯汪琥曰少陰太谿二穴在内踝後跟骨動脈陷中

少陰惡寒時自煩欲去衣被者可治

少陰下利利自止惡寒肢温者不死

少陰病時得緊脈七八日間自下利脈忽暴微手足温脈緊去

者為欲解雖煩下利必自愈

少陰病過二三日心中煩而不得卧燥土克水心液乾黃連阿膠鷄子治

黃連阿膠湯方歌　四兩黃連三兩膠二枚鷄子取黃敲一芩二芍心煩治更治難眠睫不交先煎芩連芍三物取汁去渣再納膠阿膠化盡待少冷攪入鷄黃服三遭

論歌 三條

少陰病得二三日口燥舌乾急下之此是土勝水負證大承氣湯方可施

又有少陰下利證自利清水色純青心下必痛口乾燥大承氣湯方最靈

少陰六七日腹脹不大便者急下之陽明燥盛土克水大承氣湯方合宜（脾病則臍以下脹胃病則逆臍以上脹太陰之腹脹則溼盛而便利陽明之腹脹則燥盛而便結）

黄坤載曰少陰雖從君火化氣病則還其本原寒水司權有陰無陽寒主蟄藏而無微陽以鼓之是以脈微細而善寐陽明之病脈實大而不得卧者少陰之負趺陽也少陰之病脈微細而但欲寐者趺陽之負少陰也蓋土旺則不眠水旺則善寐自然之性如此

厥陰證

化氣○手厥陰心包足厥陰肝一火一木丁火化氣於風木母
强子弱故以風木統之

經○足厥陰肝脈循陰器絡肝故其為病煩滿而囊縮

厥陰病陽邪○忽厥忽熱消渴氣上撞心心疼熱煩滿囊縮舌
焦卷硬　總論

厥陰病陰邪○脈微細手足厥膚冷躁不安囊縮舌短舌胎滑
黑而潤　總綱

脈○尺寸俱微緩者厥陰受病也

厥陰病證論歌

厥陰之為病消渴氣上撞心心疼熱饑不欲食食吐蚘若誤下之利不止

傷寒脈微而厥逆七八日間皮膚冷其人躁無暫安時此為藏（此為藏寒金鑑云為字當作非）厥非蚘厥蚘厥其人當吐蚘病者靜而復時煩此為藏寒蚘上隔煩止得食又嘔煩蚘聞食臭自吐出治之主以烏梅丸此方久利亦可服（藏厥可用吳茱萸湯四逆湯及灸法藏厥屬腎陽不行蚘厥係胃陽不行故治法各别西岑讀）

烏梅丸方歌

六兩參附桂蘗辛黃連十六厥陰遵歸椒四兩梅三百十兩乾薑記要真（十味擣篩合治末烏梅苦酒漬一宿去核五斗米上蒸飯熟取梅擣合藥丸用蜜和杵二千下丸如梧子大空心飲服十丸日）

三少加至二十丸忌生冷滑物

熱厥寒厥辨凡熱厥手足雖厥冷而有溫時手足雖逆冷而手足掌心必煖戴元禮又以指甲之色紅為熱色青為寒皆辨之明且慎也

論歌十三條

手足逆冷是為厥凡厥陰陽不相接四肢厥逆不可下虛損之家忌同此虛損之人手足多冷最忌下藥

傷寒病至四五日厥者此後必發熱既發熱後又必厥厥深陰盛可知熱陽復亦深厥微可知熱亦微厥將終時熱將作及時下之救營血若反發汗血液傷風火上炎口爛赤此陽厥治法也

厥至五日熱亦五設至六日當復厥若不厥者病自愈蓋厥數不過五日申明上条

厥四日者熱反三復厥五日為病進寒多熱少陽氣衰其病為

進不自愈

熱四日後厥三日復熱四日病當愈四至七日熱不除積熱傷陰便膿血郭雍曰熱不除而便血宜犀角地黃湯方

熱少厥微指頭寒默默不食兼躁煩數日溺利色清白熱除欲食病當愈若厥而嘔胸滿煩木火疏泄必便血

傷寒脈遲六七日誤服黃芩徹其熱脈遲為寒屬陽虛黃芩湯方不可與服之腹冷當不食今反能食名除中暫時能食後必死

發熱六日厥九日厥而利者不能食今反食者名除中食以索餅探胃氣食後不熱除中真若發熱者乃得愈俟後三日按其

金鑑云脈遲六七日句下當有厥而下利四字乃合索當作素原文字有訛錯依金鑑訂正闕之方有

執曰索餅即常食之餅也又曰無肉曰索

脈其熱續在不去者與前六日熱相合期之旦日夜半愈若三日後脈且數其熱不去為太過此為熱厥有餘證鬱蒸血肉癰膿發

傷寒先厥後發熱熱而下利必自止若復再厥又下利陰進陽退真可慮

先厥後熱利自止而反汗出咽中痛熱氣上蒸喉痺塞

發熱無汗利自止利不止者便膿血便膿血者喉不痺

傷寒厥逆脈反促陽為陰格不下達此宜灸之助陽發

厥逆脈若細欲絕當歸四逆湯主治若人內有久積寒當歸四

逆加吳萸此藏厥治法也藏厥一名陰厥

當歸四逆湯方歌　三兩辛細歸桂芍行棗須廿五脈重生甘草通草

二兩能回厥寒加茱萸薑酒烹辛即細辛甘甘草通通草

論歌九條

病人厥逆脈乍緊邪結在胸心滿煩饑不能食病在胸當須吐之瓜蒂散此條邪結在胸故可吐脈乍緊者緊而不常往來中倏忽一見也

病人厥冷少腹滿按之痛者為冷結病在旁光關元間另有治法當分別原論缺方程智曰宜灸關元穴在臍下三寸膀胱所居也

傷寒病當五六日證傳厥陰不結胸腹軟脈虛厥逆者此為亡

厥病脈微而細是寒虛也宜溫補脈緊而勁是寒實也宜溫吐也

冷結旁光小便必數而色白與熱結旁光手足熱小

便赤者不異同
不結胸按金鑑訂正作不大便
金鑑云心下悸也下當有以飲水多四字乃與陰盛之厥悸有別

血不可攻

傷寒厥而心下悸有水也當與茯苓甘草劑先治其水後治厥否則水甚必作利方見太陽利者水漬於胃而作瀉也

傷寒正當四五日將傳厥陰土氣溼肝木克脾腹中痛氣轉雷鳴趨少腹此證風木太疏泄溼寒下旺欲自利下利脈大屬陽虛必因誤服攻下劑設脈浮革而腸鳴當歸四逆湯可治

病因大汗又大下利而厥冷中氣敗雙補火土尋何方四逆湯用回陽氣

大汗出後熱不去四肢疼痛內拘急下利厥逆惡寒者火土雙

脉服四逆熱不去指身熱言也

下利清穀脉又微裏寒外熱汗自出雖見汗出而肢厥通脉四逆湯可服方見少陰此條重在肢厥

病人素有寒格證朝食暮吐脾陰逆傷寒醫誤吐下之吐下不止寒邪盛若食入口即吐出中脘虛寒上焦熱乾薑芩連人參醫能除下寒開上格格者吐逆之別名也若吐下不止當用理中湯加附子丁香

乾薑黃連黃芩人參湯方歌　芩連苦降藉薑開濟以人參絕妙哉四物平行各三兩諸凡格拒此方該

論歌二條

三陽頭痛證必兼發熱厥陰頭痛必不發熱

胃氣上逆乾嘔者津液涌沸吐涎沫濁陰不降頭痛生吳茱萸湯乃可治若夫嘔家有癰膿膿盡自愈莫妄治 按温病亦有乾嘔吐涎沫者但傷寒吐涎必白色温病吐涎必黃色醫者往往以吳茱萸湯治熱嘔大錯吳茱萸湯見陽明中

傷寒得病六七日大下之後肢厥逆寸脈沉遲尺脈無咽喉不利吐膿血泄利不止為難治麻黃升麻湯主之 此證可怪在咽喉句

麻黃升麻湯方歌　兩半麻升一兩歸六銖芩朮芍冬依膏薑乾桂草同分兩十八銖兮芩黃母知葳蕤

附

胡嗣超方歌　大下亡陰津液刼寸脈沉遲下部絕手足厥逆泄利兼咽喉不利吐膿血何人增改麻黃湯乾薑芩

草並知石歸朮冬甤桂芍芩立方無法君須識

論歌十五條

嘔而脈弱溺復利身有微熱肢厥逆腎胃兩虛為難治急宜回陽湯四逆

發熱而厥至七日下利不止為難治

發熱下利至甚者厥逆不回必主死

傷寒六七日不利一旦發熱而利下其人汗出不止者有陰無陽亦主死

發熱下利見厥逆躁不得臥亦主死

傷寒正當六七日脈微肢冷加煩躁此證宜灸厥陰經厥不還者必主死此藏厥之重症

下利手足兼厥逆無脈當灸使陽回灸之不温脈不還見微喘者亦主死灸厥陰穴

下利脈絶手足冷晬時脈還手足温中氣漸回人必生脈不還者多主死晬音粹晬時一日盡十二時也

傷寒下利中氣泄日十餘行脈實死實者謂正虛邪實也

下利其脈見沉弦肝木鬱陷必下重脈若大者為未止脈若微弱而數者脾陽欲復利欲止症雖發熱不至死

下利其脈見沉遲其人面赤身微熱下利清穀兼鬱冒鬱冒汗出當自解方其解時必微厥是即通脈四逆證

下利脈數有微熱一見汗出將自愈設使脈緊汗不出陰邪外閉為未解

下利脈數而渴者陽氣已復可自愈設利不瘥必圊血陽復太過有餘熱

下利微熱而渴者其脈見弱令自愈

下利欲飲有內熱白頭翁湯為主治熱利下重亦此方升達肝木清鬱熱

白頭翁湯方歌　三兩黃連蘗與秦白頭二兩妙通神病緣熱
利時思水下重難通此藥珍

論歌二條

下利譫語有燥糞小承氣湯可服之

下利陽泄不當煩乃更生煩為内熱心下濡者為虛煩梔子豉
湯清煩熱

黃坤載曰厥陰以風木主令胎於癸水而孕丁火協子氣
則上熱秉母氣則下寒子勝則熱母勝則厥熱為人關厥
為鬼門勝負往來之間中氣存亡於此攸判熱勝則火旺

而土生厥勝則水旺而土死人鬼之分由是定也

又曰厥陰太陰之病嘔少而利多少陽陽明之病嘔多而利少以土主受盛而木主疏洩胃本不嘔有膽木以克之則上嘔脾本不利有肝木以泄之則下利嘔利者雖脾胃之病而實肝膽之病也

況堯封曰厥陰證提綱消渴氣上撞心心疼熱饑不欲食食吐蚘誤下則利不止然全章中消渴等證外更有熱厥往來或嘔或利等證猶之陽明胃家實外更有身熱汗出不惡寒反惡熱等證故陽明必須內外證合見乃是真陽明厥陰病亦必內外證合見乃是真厥陰其餘或厥或利或嘔而內無氣上撞心心疼熱等證皆似厥陰而非厥陰也

經根柢于傷寒論者俱多　俱疑當作居

陰脈微之〇而下之　似是微者而下之　傷寒論十頁

正誼堂醫書之三（外感傷寒証提綱）

〃〃〃〃〃四（諸痛証提綱）

外感傷寒證提綱

病惡寒發熱身體痛。項脊强。脈浮緊。無汗。時當秋冬。得此證者。謂之傷寒。發熱身體痛。頭項强。脈浮緩而自汗者。是傷寒論中之中風病。

發

傷寒初起。一日二日。惡寒發熱身體痛。項脊强。或咳嗽。或喘促者。謂之太陽經證。病在表可汗

傷寒二日。目痛鼻乾唇燥。漱水不欲咽。其脈長者。謂之陽明經證。病在表可解肌

傷寒三日。目眩口苦。耳聾胸滿脇痛。寒熱往來。嘔吐。頭汗盜汗。舌滑脈弦。謂之少陽經證。病在半表半裏可和解

嗌喝

傷寒四日。腹滿痛嗌乾脈沈。謂之太陽經證。屬熱宜下之

傷寒五日口燥咽乾而渴。或咽痛。或下利清水。色純青。心下硬。或下利腸垢。目不明。謂之少陰經證。屬熱宜下之

傷寒六日。少腹滿。舌捲。囊縮。煩躁。厥逆。消渴。謂之厥陰經證。屬熱宜下之

傷寒太陽證。發汗未徹。表邪入裏。其人口渴煩躁。不得眠。脈浮。小便不利。水入即吐。謂之太陽腑病。旁光蓄水證。宜利小便

傷寒表邪入裏。其人如狂。小腹硬滿。小便自利。脈沈。謂之

太陽腑病。為膀光蓄血證。宜攻血

傷寒太陽經病。汗下失宜。或從陰化。有下利清穀。脈沈。身痛。厥冷。心下悸。頭眩。身振動等症。或從陽化。有結胸痞滿。惡風。大渴舌乾。煩渴等證。謂之壞病。

傷寒潮热。譫語狂亂。不得眠。煩渴自汗。便閉。謂之陽明腑證。宜下

傷寒表邪入少陽之裏。雖無寒热往來之外證。而有寒熱相搏於中。有膽火上逆於胃而嘔者。有膽火下攻於脾而利者。有胸中欲嘔而腹中痛者。有因嘔而痞不痛者。謂之

少陽腑證。宜和解

傷寒寒邪入臟。嘔吐清液。涎沫。腹中冷痛。或下利清穀。吐蛔虫。脈沉細。謂之太陰寒證。

傷寒寒邪入臟。手足厥冷。下利清穀。脈沉細。但欲寐。謂之少陰寒證。

傷寒寒邪入臟。四肢厥冷。身痛如被杖。舌黑而潤。男子囊縮。婦人乳縮。脈沉細無力。謂之厥陰寒證。

傷寒證有暴寒中人。伏於少陰經。始不覺病。旬月乃發。脈便微弱。法先咽痛。此名伏氣。病似傷寒。非咽喉痺症也。次

名

必下利。始用半夏桂枝甘草湯主之。次四逆散主之。此病止二日便瘥。古方謂之腎傷寒。此條見活人書

傷寒一日。發熱頭痛。即兼咽乾口燥。謂之太陽與少陰兩感症。

傷寒二日。目痛鼻乾。即兼腹滿自利。謂之陽明與太陰兩感症。

傷寒三日。耳聾脇痛。即兼煩滿囊縮。謂之少陽與厥陰兩感症。經曰傷於寒者不死兩感者必死蓋兩感病為禍甚速宜照各症用兩經兼治之藥

病似傷寒。頭痛發熱。身體骨節疼痛。脈不浮緊。亦非浮緩。

反見動數者。此表寒裏熱。時當冬令。因天氣反温。衣被因而單薄。以致感受寒邪。或咳或嗽。照相傳染。謂之冬温症。

瓦

病似傷寒。頭痛鼻塞。微作寒熱。微作咳嗽。不拘四時。皆有此症。脈不浮緊。非冬令之傷寒。脈不動數。非夏令之熱温。但頭痛如有物蒙蔽。昏冒不清。謂之感冒症。

嗽

病似傷寒。頭痛鼻塞。口乾。脈動數。或咳喇或口渴。時當春令。陽氣始開。厥陰風木主令。得此病者。謂之春温症。

病似傷寒。頭痛身熱。其人身重。默默欲眠。鼻息鼾。語言難。

五

出。四肢不收。謂之風温症。此症忌發汗

按此症若人素傷於風、因復發熱、其脈尺寸俱浮、頭疼身熱、常自汗出、體重而喘、四肢不收、默默但欲眠、發汗則讝語煩躁、狀若驚癎病、

病似傷寒。頭痛。微惡風寒。身热自汗。口渴。或不渴而咳。嗽。午後热甚。其脈不緩不緊而動。數。或兩寸獨大。尺、膚熱。眼白、睛轉、紅。時當夏令。得此病者。謂之温病。

病似傷寒。男女老少得病。形狀相似。或咽痛而白爛。或頭大而赤腫。或下利如瓜瓤。或腹痛有紅點。於紅點上以鍼挑之。有物如羊毛。或腿足轉筋發麻。家家如是。顯相傳染者。謂之瘟疫證。

十二

4

嚏

病似傷寒。頭疼身痛。眼淚鼻嚏。或咳或驚。發熱不退。三日後身面有起紅點。如粟。尖起者為疹。平起有紅暈者為痘。謂之痘疹證。

病似傷寒。身熱面赤。目脈赤。項强。獨頭摇。卒口噤。背反張者。謂之痓。無汗者謂之剛痓。有汗者謂之柔痓。按此症有由外感內傷所致各不同

嗽

病似傷寒。由冬時觸冒疹毒。至春始發。肌肉發班。隱疹。如錦紋。或咳。喇心悶。但嘔清汁。謂之温毒。此條見活人書按此症其脈有數極而實。如磊塊者。有數極而虛。如水泡者。不治。舌苔乾黑或焦黃。證兼喘促者皆不治。

病似傷寒。發熱惡寒。身重而痛。口渴心煩。溺赤。自汗。脈洪而虛。時當夏月。得此病者。謂之暑症。

病似傷寒。頭痛發熱。身重腹滿。譫語自汗。兩脛逆冷。夏秋之間。得此病者。謂之溼温症。

病似傷寒。頭痛惡寒。身重而疼。舌白不渴。脈弦細而濡。面色淡黄。胸悶不飢。午後身熱。狀若陰虛。病難速已者。亦謂之溼温症。按此證長夏秋冬皆有竊忌汗下治詳温症條辨

病似傷寒。頭痛。微惡寒。面赤。自汗。煩渴。舌白。脈濡而數者。在夏末為暑病。過夏而發者。謂之伏暑症。

渴

病似傷寒。發熱惡寒。脈細身重。或但頭汗出。不嘔不温|謂之風溼症。

亂

病似傷寒。惡寒發熱。頭痛腹疼。上吐下瀉。夏秋之間。得此病者。謂之霍乱|症。若腹痛甚而不吐利者。謂之乾霍亂症。

按時令瘟疫。亦有上吐下瀉。轉筋腳麻。而非霍亂者。如光緒九年。秋京師有此症。有服熱藥而愈者。亦有服涼藥而愈者。可知疫分温疫寒疫。不特四時常見之病。必分寒熱二證也。

病似傷寒。頭微痛。惡寒。咳嗽稀痰。鼻塞咽濇。脈弦無汗。時當秋令。得此病者。謂之秋燥症。

病似傷寒發熱。但身不痛。右手氣口脈緊。胸膈痞悶。噯腐呑酸者。謂之傷食症。

病似傷寒。煩熱脈虛而濡。頭痛時作時止。肢體倦怠。語言懶怯者。謂之虛煩症。治宜補中益氣

病似傷寒。惡寒發熱。而病自脚下。兩脛腫滿者。溼甚也。謂之溼脚氣。若兩足忽然枯細者。風甚也。謂之乾脚氣症。

病似傷寒。發熱惡寒。脈浮而數。惟飲食如常。而身體有疼痛。偏著一處者。此蓄積癰膿也。內外癰皆有此候。謂之癰瘡症。

病似傷寒。發熱。而其人因跌撲損傷。或忿怒。或過勞。以致

胸脇間有痛處。著而不移。手不可按者。謂之内傷畜血症。

諸痛證提綱

一病頭痛動則眩暈胸膈多痰謂之痰火頭痛

一病頭痛頭筋楨起口渴喜冷飲脈洪大者謂之胃火上冲頭痛

一病頭痛頭腫如斗謂之温疫頭痛

一病跌打損傷女子產後經後而頭痛此風從破傷處而入腦兼發搐搦者謂之破傷風頭痛

一病頭痛兼眉稜骨眼眶骨痛怕見陽光甚則目開不開此肝經血虛風熱夾痰頭痛

一病頭痛連齒手足冷口鼻氣冷者謂之客寒犯腦頭痛

一病頭痛如破走來去去無定處此酒後受風謂之酒風頭痛

一病頭痛頭重足輕腰膝痠軟者謂之腎厥頭痛

一病頭痛連眼角日輕夜重者謂之血虛頭痛

一病頭痛囟門氷涼必以物蒙其首脈右寸沈滑而實便秘此積熱在腸胃而氣血不能上榮於頭也謂之熱症頭痛

此條係閱歷新增宜承氣湯下之

一病頭腦痛日久不愈此風入胆經胆應於腦邪不能去久為鼻淵謂之腦熱頭痛

一病頭痛連腦兩目赤紅如破如裂者真頭痛也若手足青至
節者必死謂之真頭痛
一心痛病心口痛時重時輕飢則疼重飽則疼輕此溼熱生虫
上嚙胃脘而痛謂之虫痛
一病心痛時止時發一日數十次非火非虫此氣虛微感寒邪
上衝心包而痛宜温補
一病心痛之極苦不欲生晝夜呼號涕泗滂沱此肝鬱不舒肝
火上沖而痛
一病心痛正在心窩如虫咬蛇鑽手足氷冷面目青紅飲食不

能入不得藥立刻必死死後手足盡紫黑色甚則徧身俱青謂之真心痛

此痛有兩症一寒邪犯心舌滑者用參二兩附子三錢煎服急救可生一火邪犯心者舌必燥用梔子三錢甘草一錢白芍一錢木香二錢九節蒲一錢煎服痛止後忍飢一日永不再發

一病心痛日久百藥不效得寒亦痛得熱亦痛此胃中寒熱相擊也謂之寒熱痛宜附子黃連白芍湯

一病心痛不可忍日輕夜重以手按之少止服熱藥仍痛此腎

火虛而寒氣乘心也謂之腎虛心痛宜地萸巴著朮桂五味子等藥

一病心痛暴亡者有兩症一寒一火寒症宜參附桂姜芎草火症宜山梔芎草可救謂之暴亡心痛

一胸膈痛病在喉下心以上胸膈之間痛者謂之胸痺病因咳嗽而胸痛脈數而虛者謂之肺痿病因咳嗽而胸痛以手按胸氣急脈數而實者謂之肺生癰病

一病腹痛在心以下至臍間痛者兩脇亦覺脹滿口苦作嘔吞酸欲瀉而又不瀉其脈沈者謂之氣痛

一病腹痛如刺手不可按或寒熱往來大便黑色其脈沈澁者

謂之血痛
一病腹痛脈洪有力或胃火盛多汗而渴或脾火旺走來無定大腸火便結後重小腸火溺濇如淋旁光火溺塞而急腎火陽强面赤便澁諸症謂之火痛
一病腹痛終日不止手按之而快飲冷則痛劇此命門火衰也謂之寒痛
一病腹痛噯腐吞酸飽悶膨脹腹中有一条杠起者謂之食痛
一病腹痛面黄體瘦得食則減遇飢更甚間肥甘其痛尤甚按摩少止舌上有白花點者謂之虫痛

一病腹痛咳嗽脈滑痛連脇下或游走無定諸藥不效甚則大便閉者謂之痰飲痛

一病腹痛手足俱冷其痛綿綿不休脈遲細者謂之冷痛

一病腹痛脈虛小或細濇喜按得食少愈二便清利者又或從右手指冷起漸冷至頭如冷水澆灌由上而下腹大痛已而徧身大熱熱退則痛止或食或不食初則一年一發久則一月一發久久一旬一發諸藥罔效者謂之虛痛

此症宜重用人參

一病腹痛或因入山林古廟古墓及感一切異氣所致語言錯

亂兩手如出兩人之脈乍大乍小者謂之注痛

一病腹臍腫痛轉側作水聲小便如淋謂之腹內生癰痛

一脇痛兩脇作痛肝經受病時愈時作痛時身發寒熱不思飲食此氣鬱血瘀作痛

一病脇痛脈洪大眼珠紅大渴舌乾燥而裂因大怒而得者謂之肝火痛

一病脇痛作脹手不可按因跌蹼而得者謂之瘀血痛

一病右脇腫痛大如覆杯手不可按謂之脾經積血痛

一病脇痛在兩脇骨盡處爲季脇痛謂之肝虛脇痛

一病脇痛非火非血或因貪於房事又兼氣惱而得者謂之腎
虛脇痛

一小腹痛病在臍下為小腹屬少陰腎經傷寒太陽病不解熱
結膀胱其人如狂少腹硬痛小便自利大便黑色謂之膀
胱蓄血痛

一病小腹痛小便利舌滑謂之膀胱虛寒痛小便不利而痛舌
黄者謂之火逼膀胱痛

一病小腹痛小便點滴不通而脹痛者謂之陰虛陽氣不化作
痛治宜通關丸

12

一病小腹痛有冷氣逆衝心上至咽喉者謂之奔豚病

一病小腹痛寒入陰中腎子墜痛者謂之疝病女子少腹痛有
形起如卵者亦謂之疝病

一病小腹痛有形扛起狀如弓弦者謂之痃病
隱僻在裏按之不可得謂之癖病
有塊而軟忽聚忽散者謂之瘕病
有塊而硬痛着不移者謂之癥病

一病少腹痛在臍左右痛者右屬氣分痛者謂之寒夾食痛左
屬血分痛者係肝血虛而衝脈寒謂之衝脈寒痛

一臍痛病臍中痛不可忍喜按脈虛者謂之腎氣虛寒痛宜生姜當歸羊肉湯

一病臍中痛口中熱渴腹滿拒按脈沈實大便秘謂之燥糞作痛宜承氣湯

一病臍下急痛小便不通謂之轉胞病

一病腹中痛甚手不可按右足屈而不伸謂之大腸生癰痛

一病腹中痛口渴左足屈而不伸則痛甚手按不能忍謂之小腸生癰痛

一病腹中痛在左按之不能忍痛處不移亦無止息左足亦不

屈謂之小腸外生瘡痛

一病腹中痛驟甚小便流血而足不能伸謂之小腸火痛

一腰痛病腰痛不能直拘急牽引手足其脈浮弦者風也痛冷如冰喜得熱手按摩其脈沈緊者寒也謂之風寒腰痛

一病腰痛身不能屈不能俯者又如坐水中身體沈重腰間如帶五千錢脈細濡者謂之水溼腰痛

一病腰痛腰間發熱痿軟無力其脈弦數者謂之溼熱腰痛

腰腫按之軟而不痛其脈滑者痰也

一病腰痛似脫重按稍止脈濡細者腎虛受溼謂之腎著痛

一病腰痛因跌打損傷不能轉側痛若刀刺大便色黒脈濇而芤者謂之血瘀腰痛

一病腰痛忽聚忽散走注刺痛脈弦急者謂之氣滯腰痛

一病腰痛因大病後腰痛如折久而成傴僂者此溼氣入於腎宮未曾去溼誤服補腎之藥謂之腎受溼痛

一病腰痛日重夜輕水溺不通飲食如故謂之水閉旁光痛

一病腰痛自覺其中空虛無著者或腰連頭腦痛者腎精虧也或跌撲後已服去瘀血藥而腰痛如折不能起牀狀似傴僂者亦腎虛也謂之虛腰痛

一腰足以下痛病兩股痠痛在內者屬脾溼痛在筋骨者屬肝腎受寒溼房中得之者多謂之寒溼腿痛

一腰足以下痛病兩股內側名曰陰股其痛者因鬱怒傷損肝脾溼熱下注或兩胯腫痛或肛門腫痛或小腹重墜或增寒壯熱或寒熱往來者謂之肝痿熱痛有因房事受淫毒者

一腰足以下痛病兩足寒痛不可止經年不能起床傴僂之狀可掬謂之寒溼痛

一腰足以下痛病腰足俱痛不能運動謂之腎虛氣衰痛

一腰足以下痛病膝痛痿軟無力痛如錐刺脈洪數有力者謂

之陰虛火盛作痛

一腰足以下痛病兩膝浮腫腿足枯細謂之鶴膝風病

一腰足以下痛病兩足腫痛名溼脚氣不腫而痛者名乾脚氣屬風盛也謂之脚氣病

一臀痛病腰痛連及兩臀夜間重墜痠痛此膀胱經虛溼氣流注謂之陽虛臀痛

一周身痛病身痛惡寒發熱而拘急者謂之風寒痛其痛游走不定者謂之風痛

一病身痛如被杖者謂之中寒痛中字去聲

卄二

15

一病身痛而重墜者謂之中寒痛　按此症痛多在肢節間

一病一身痠軟無力而痛者此勞傷辛苦所致謂之虛痛

一病身痛不在肌肉而流走來往多在骨節空處或先由背起漸至腰膝兩脛無不作痛飲食知味但不能起床席即起床席而痛不可耐仍復睡臥必須捶敲按摩者此胃與大腸有風溼也謂之風痛

一病身痛至腰以下不痛此火鬱於上中二焦宜逍遙散治之謂之火鬱痛　附仙傳週身痛方有火痛屬虛者必勞力辛苦之人用當歸白芍柏子仁知母遠志松筆頭為丸松

筆即松稍尖如筆者也

一病身痛不可忍然時痛時止此氣血不足血聚則痛輕血散則痛重謂之氣血虧損痛

一病身痛遍身生塊此溼痰結聚而成謂之脾溼身痛

一病背脊痛此腎衰而水不能上潤於腦河車之路乾澀也謂之虛痛

一病背心一點痛者謂之痰痛背心寒如掌大者此水也背中心係督脈行走之路痰乃陰物能滯陽氣宜用太陽經藥兼祛痰飲

一病心痛徹背背痛徹心此寒邪也謂之胸痺痛

十三

16

一病兩肩兩臂痛此手經之病肝氣之鬱也又有風邪夾寒者治宜秦艽天麻湯虛者宜補中益氣湯

一腿足痛病兩腿酸痛此溼氣入於骨中也謂之溼痛多因房事

一腿足痛病雙足之間骨中寒痛不可止經年不能起床褥傴僂之壯可掬此寒溼水氣日久不出一身關節無非水氣所流土弱不能運動治宜補氣生血健腎去溼謂之腎虛痛

一腿足痛病腿股筋攣骨痛此肝腎受寒治宜金匱腎氣丸加木瓜免絲兩股無力作痛者亦用此方

一腿足痛病兩腿內側痛謂之陰股痛乃欝怒傷損肝脾溼熱下注其症或兩拘腫痛或肛門腫痛或小腹重墜或增寒壯熱或寒熱往來皆是肝經壅滯宜加味逍遥散治之熱甚者龍胆瀉肝湯

一足痛病足痛而腫者謂之脚氣症屬溼不腫而枯細者屬風溼症不宜補風症不宜燥

一足痛病足痛不腫不枯非乾溼脚氣兩症而經年不愈此氣虛而水溼不去治法須提其氣以祛溼

一足痛病膝腫腿枯形如鶴膝此風寒溼三氣合成與痺症同

一手足麻木兩足麻木不能履地此脾受溼氣之侵土不勝水溼滲血中血不活則麻甚則木矣

一手足麻木病兩手麻木不能執物此氣虛而兼風溼也治宜補中益氣湯加伏苓半夏桑條等如遇身麻四肢麻者治法亦同

一目痛病目痛上午不痛下午大痛者謂之虛火痛其症淚多

一目痛病目痛上午大痛下午不痛者謂之實熱痛其症淚多

一目痛病目痛紅腫如桃淚出不止酸痛羞明多眵此風火入於肝胆之中溼氣不散三者合而成之也初起宜舒肝去

涼散火之藥自然手到病除矣

一耳痛病耳內外腫痛此三焦與肝經血虛風熱或因怒動肝火所致發熱掀痛者屬風熱癢痛脹痛屬肝火傷血或耳生瘡者謂之耳聤症 治宜清火散鬱

一耳痛病兼口乾足熱此肝腎陰虛症

一耳聾兼痛病閉塞不聞不因外感漸漸耳鳴如蠅蟬日久失治而聾者此腦髓虛空腦氣與耳氣不接謂之虛聾症 顴骨必黑即屬虛症

一耳聾兼痛病或因外感或由鬱怒或由肝胆風熱上攻以致

十五

18

渾渾焞焞閉塞不聞此耳竅中必有阻滯或生聤耳之類謂之實聾症

一齒痛病腫痛連頰牽引頭面發熱者謂之風痛

一齒痛病牙齦腫爛臭穢難近或齒縫腫脹出血者謂之火痛喜漱熱水

一齒痛病或痒或痛乍痛乍止謂之虫痛

一齒痛病急口吸涼風則暫止閉口復痛者謂之溼熱在胃作痛

一齒痛病齒痛喜漱涼水不渴不能食齒牙浮動者謂之虚火痛

正誼堂醫書之五（喉症類集）

〃〃〃〃〃六（時疫白喉捷要）

喉症類集

迎薰山房編輯

總論

喉間腫痛名曰喉痺痺者閉也内經曰一陰一陽結而為痺一陰者手少陰君火心之脈氣也一陽者手少陽相火三焦之脈氣也二脈共絡於喉氣熱則内結然有虚火實火之分緊喉慢喉之別如色淡微腫溺清便利脈虚細飲食少乃虚火上炎名曰慢喉風虚症也午前痛為陽虚午後痛為陰虚忌用寒涼藥實火者醕酒膏粱風火積熱火動生痰腫痛暴發甚則風痰壅

塞湯水不入聲音不出此外至之火名曰緊喉風實症也忌用
熱藥

喉症目錄共十二條

喉症脈法

右寸洪緊者肺風也右寸沉遲者肺伏寒也右寸沉數者肺伏熱也左寸浮洪心火也左寸浮緊傷寒也兩關浮數胃火肝風也兩關沉實有毒也右尺洪大三焦火也左尺浮洪腎虛火旺也六脈細數而浮者虛火也六脈細緩無力者虛寒也六脈極遲極數者凶脈也不治

喉症舌色辨

舌胎滑白者表寒也燥白者脾熱也紅黃者心脾熱也焦者熱之甚也黑而燥者腎熱也黑而滑者水克火腎寒也青而

潤者亦寒也

喉症刺手八穴

手少商穴在手大指内側去爪甲一韭菜許左同下仿此

手商陽穴在食指内側爪甲角

手關冲穴在無名指内側爪甲角

手少冲穴在小指内側爪甲角

中指不刺餘四穴皆可刺去爪甲角一韭葉許

右手刺穴圖

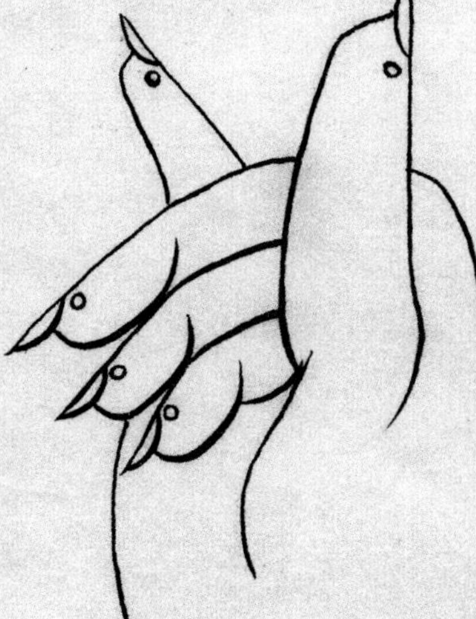

人神每月初六日在手此日不可刺

左手刺穴圖

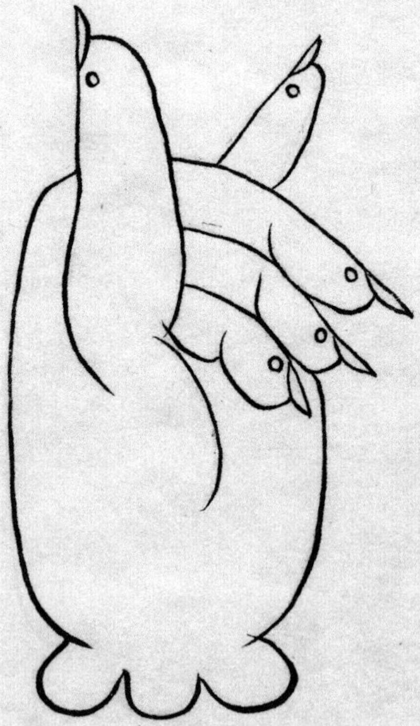

喉症不可刺二處

喉中小舌不可刺舌下根不可刺刀亦不可傷

喉症十六絶形

舌捲囊縮　角弓反張　油汗如珠　十指無血

喉乾無度　吐血喉癬　六脈沉細　聲如曳鋸

大便十日不通　天柱倒塌　鼻搧唇青　脈細身涼

兩目直視　痰壅氣塞　喉菌不治

喉痺症方藥

一纏喉風二症

其症咽喉腫痛脹塞紅絲纏繞口吐涎沫食物難入腫連於外頭如蛇纏此現於外者也先用吐痰法次用吹藥次服藥若腫甚連及頭面頸項紅如火光於其腫處用磁鋒以筯頭剖開將磁片紮緊用鋒砭去惡血次用鷄子清調乳香末潤之若口中腫脹紫黑急用銀針刺出血隨以淡盐湯漱洗之吹氷片散服甘桔湯

其症若外面不腫腫在喉裏關竅閉塞痰喘甚急此隱於内者也急宜刺手少商穴出血則喉花自開即以解毒雄黄丸灌之自然通透吹氷片散服甘桔湯按此症又名鎖喉風

以上二症病勢危急非吐痰解毒煎丸並進刀針砭石按法善施鮮克有濟也病人不可惜財醫者不可粗心方書所載纏喉一症惡寒惡痛氣短足冷胸前紅腫再看關内上面有紅絲急宜用針刺斷若紅絲入心則不治藥用甘桔湯發散之劑

按此症疑即金匱陰毒咽痛症因未經閱歷不敢妄斷姑存參

纏喉症藥方

吐藥　韭菜汁黄虀汁俱可調玄明粉少許灌喉中吐去痰涎

喉乾以蜜水潤之　又方土牛夕連根搗爛和酸醋灌之如頑痰膠固吐之不出咽喉滴水難入者再服解毒雄黃丸必吐

雄黃丸　明雄黃水飛一兩鬱金一兩巴豆三十五個共為末醋和丸如黃豆大每服五丸或七丸清茶下吐去痰涎立醒未吐再服倘人已昏憒心頭温者急研末灌之

吹藥氷片散此藥用處最多有力者預先配合可救急症

氷片一錢硼砂五錢明雄黃二錢黃柏蜜炙二錢靛花二錢甘草三錢炙雞內金即雞肫皮煆一錢人中白煆五錢川黃連二錢玄明粉二錢銅青五分炒蒲

黄三錢炒　真射香三分　兒茶八分　一方加熊膽珍珠牛黄各一錢共

為細末吹患處

服藥　紫金丹　解諸毒瘰瘡腫並治痧症瘴氣邪氣疫症痧症　山茨菇洗淨二兩　五倍子搥破洗淨二兩　千金子去殼去油淨用一兩　紅芽大戟去蘆根淨焙乾為末一兩五錢　明雄黄三錢

射香當門子淨三錢　真硃砂水飛三錢　共為末糯米濃粥湯和匀杵千餘

下為錠每重一錢病輕者磨半錠重者用一錠磨化開水服

加味甘桔湯　此喉症總方

生甘草三錢　桔梗二錢　荊芥牛蒡子炒　貝母各一錢半　薄荷五分　風甚者

加僵蠶防風有寒加蘇葉粉葛羗活細辛內熱甚或飲食到

口即吐加黄連口渴唇焦二便閉加黄芩黄柏山梔

一走馬喉風

其症喉間暴腫轉腫轉大又名飛殤不急治則殺人速用小刀

點出血淡塩湯洗之吹氷片散服甘桔湯加金銀花五錢若

牙關緊急先用搐鼻散吹鼻中隨以解毒雄黄丸醋磨灌之

或紫金丹磨服一錠方俱見前

搐鼻散　細辛去葉 皂角去皮弦各一兩 半夏生用五錢 共為極細末磁器收

貯勿洩氣臨用吹一二分入鼻中取嚏

一爛喉痺

其症紅腫潰爛或因乳蛾而爛或成喉癰而破皆脾家積熱右關脈必洪大此實症也宜刺手少商商陽關冲少冲兩手八穴有血生無血死可生者吹氷片散服八仙散放舌上口津化下再服甘桔湯加元參（鹽炒二錢）黃柏（鹽炒一錢）黃芩（酒炒錢半）生軍（二錢）草河車（二錢）山梔木通（各錢）瀉過去生軍仍服甘桔湯三日後服十八味神藥以側柏葉搗汁冲服即愈仍吹氷片散若初起脈浮緊者須甘桔湯加葛根蘇葉鹽炒元參各一錢炒黃芩二錢柏枝汁冲服徐徐嗽嚥而下

其症紅色白斑痛爛不腫此本原不足虛火上炎為虛爛喉風

宜甘桔湯加玄參鹽炒二錢黃芩酒炒二錢山梔花粉各一錢生地三錢丹皮二錢二服後去甘桔湯加鹽炒知母黃柏各錢如兩關脈大作結毒治照實症用藥吹藥仍用氷片散

爛喉症服方

甘桔湯俱見前

八仙散　人中白一兩生軍一兩二錢生石膏一兩玄參一兩黃芩一兩四錢酒炒玄明粉七錢僵蠶三錢瓜硝八錢共為末煉蜜為錠每重二錢舌津化下連連不斷則爛自去矣

十八味神藥又治楊梅喉癬

川連五分　白蘚皮五分　黃芩酒炒二錢　地丁二錢　當歸二錢　草河車二錢　山梔錢半　生龜板三錢　木通一錢　生甘草二錢　川芎錢半　連翹二錢　乳香去油五分　金銀花錢半　角刺錢半　知母二錢　爛喉加生軍生石膏各三四錢　毒症楊梅癬加鮮首烏土茯苓

附喉瘡即喉疳也此腎經虛火上炎而成喉間上腭有青白紅點平坦無刺聲不啞不嗽兩尺脈虛者是也先用甘桔湯加鹽炒玄參一錢　丹皮生黃芩各二錢　山梔鹽炒　知母鹽炒各一錢半　女貞子錢半　男加龜板五錢　女加鱉甲五錢　服五劑或十劑再加附桂各三分另煎入藥冷服病愈後用附桂八味丸如玄參知母女貞

枸杞俱鹽水炒一料自安外仍用吹藥重者仍用吐痰法若瘡勢成膿以銀針挑破之隨用荊芥湯嗽洗之吹氷片散

附喉癟癟與乳蛾不同乳蛾形如乳頭癟形長大紅腫若腫爛者照前爛症治外有淡白喉癟紫色喉癟初起用甘桔湯加蘇葉羌活表散之劑後用穿山甲角刺歸尾赤芍草河車山梔之類　又有伏寒聲啞喉癟此肺脈閉塞也用甘桔湯加表散藥後聲音出換加花粉一錢乳香五分刺手少商穴吹氷片散俱可　按此症脈必緊身發寒熱是也

一喉疔

其症喉中生疔或如松子或如靴釘先用小刀點刺出血隨用氷片散吹之服甘桔湯加菊花連根帶葉取自然汁一碗煎服如無鮮者以菊花二兩煎湯頻服亦治一切疔腫

附喉瘤生於喉旁形如圓眼血絲粗裏此肺經蘊熱所致此症忌用刀針宜吹射香散服甘桔湯

射香散　真射香二錢氷片三分黃連一錢共為末一日夜吹五六次

附喉菌此症多因胎毒所致或因心胃火邪生於喉內形如菌様不可用刀針宜服紫金丹然症亦未見愈者

一單雙乳蛾

其症喉腫痛腫處形如乳頭又如紫李有白色紫色紅色數種多由脾胃積熱外受風寒閉伏而成初起吹氷片散服甘桔湯加紫蘇羗活葛根隨以鍼刺兩手少商商陽少沖六穴忌見寒涼藥若重症先用吐藥次吹藥次服甘桔湯再不消以小刀點乳頭出血立瘥血不止用三七根嚼敷

附懸癰生於上腭形如紫李此脾胃熱毒不急治則毒氣上攻腦多不可救宜用銀鍼鍼破癰頭用塩湯攪淨瘀血後吹氷片散服甘桔湯

附兜腮癰生腮下繞喉壅腫先用虀汁調玄明粉灌吐其痰再看其紫黑處針之以鹽湯洗去血吹以氷片散服以甘桔湯若飲食不入急用解毒雄黃丸磨服七丸此癰成膿從口出者易治從腮外出者難痊丸方見上

一陰虛喉癬癆病有此症

其症喉中生青白點子形如蝦蟆皮狀如暑天痦子亦危症也延日雖久或半月一月而死或半年一年而死如得病數日急治之十可愈九用藥不宜發散須用滋補兼解毒之味上半日痛主氣虛下半日痛主血虛日久不減者不治若腫處

其色變紅即成膿可不刺而愈若時時發熱咳嗽面赤聲嘶其病可慮

吹藥 治陰虛癬

梅氷片一錢 雄精二錢 靛花二錢 玄明粉二錢 硼砂五錢 甘草一錢 川黃連二錢 銅青煅五錢 人中白三錢煅 黃柏二錢蜜炙 枯礬一錢 鹿角霜一兩 鈔紙二張上寫年月日者合煅存性 雞內金一錢 共研末極細以筆管放藥向癬吹之能解毒退腫生肌

服藥 獨參湯有力者用高麗參無力者用党參加金銀花 煎服 党參每用兩許

氣虛者用四君子湯 党參五錢 白朮三錢 茯苓 甘草二錢

血虛者用四物湯　生地二錢當歸三錢川芎二錢白芍二錢若氣血
兼補二方合用仍加牛蒡銀花之類

一楊梅喉癬

其症喉中痛癢生白片有臭穢氣要白色變黃方可治吹氷片
散服十八味神藥方見前

一伏氣咽痛即少陰傷寒之輕者此症虛人常有

其症咽痛脈虛溺清便利飲食少因非時暴寒中於腎經旬日
乃發忌涼藥

夏

服方　半下桂甘湯　半下姜汁拌炒三錢桂枝尖二錢茯苓三錢甘草三錢

甘草不用蜜炙以水一杯將草蘸水烘乾四五次

一傷寒少陰症咽痛

其症手足厥冷脈沉細下利清穀因寒客下焦逼其無根之火上行遂致咽腫宜理中湯還陽而痛自止

理中湯 乾姜 附片 炙甘草各一錢 人參 白朮各二錢 病重者用四逆湯乾姜炒五錢 附片五錢 炙甘草二錢

一肺絶喉痺

其症因喉痺日久頻服清降之藥以致痰涎壅塞咽喉聲如曳鋸此肺氣將絶也法在不治宜獨參湯急救之人參有力者用高麗

參一兩無力者用党
參四兩煎濃汁服

又方十全大補湯即四君四物加黃芪三錢肉桂一錢水煎服

一腎虛火旺咽痛

其症與少陰傷寒不同彼由外入此因內生因腎水虧極咽喉腫痛日輕夜重吐涎如水宛如陽症但不甚痛喉中一線乾燥惟飲水嚥之少快至水入腹又覺不安此症名陰蛾用引火下降湯

湯方　熟地三兩巴戟肉一兩茯苓五錢五味子二錢麥冬一兩水煎服

一女子經閉喉痛

其症因經水不調壅塞經脈咽喉腫痛按此症必先問經期後
切脈方確宜四物湯

四物湯　生地三錢　當歸三錢　川芎　白芍　牛夕各一錢　茺蔚子二錢
香附三錢　桃仁二錢

附選喉科虚實二症最效方

一實症方治喉症喉爛喉蛾腫脹咽喉飲食不下諸症屬熱者
其來必暴其痛必急日重夜輕怕飲熱湯方用　炒殭蠶一錢
黑山梔衣三錢　薄荷一錢　通草一錢　杏仁三錢去皮尖　荊芥穗二錢　冬桑葉
三錢　天花粉四錢　旋覆花三錢　甜梨汁一杯冲入藥汁和服

一虛症方治陰虛生雙蛾日輕夜重雖腫痛而舌不燥痰雖多不成黃塊喜飲熱湯　虛火盛而封喉者用鹽水炒附子一片含在口中即有路可服湯藥　再或刺手少商穴出血少許喉門一開即服藥方用

熟地一兩玄參一兩白芥子三錢山萸四錢北五味二錢山藥四錢茯苓五錢

肉桂二錢甚者加附片一錢水煎服二劑愈

時疫白喉捷要目錄

專治時疫白喉嚨症論

湖南長沙府瀏陽縣張紹修善吾氏謹著

白喉有時疫一症其發有時其傳染甚速其症至危至險治者每多束手無策修考之諸書臨症日久竊以為其治有十難焉

昔陳雨春先生論云此症乃足三陰受病傳之於肺似與他經無涉其有兼及他經者皆后之傳變者也何者此症初起舌微硬胎黃頏顙微腫及至潰決舌腫短而硬懸雍垂腫甚喘渴心煩夫十二經中惟太陰之脈上膈挾咽連舌本散舌下少陰之脈循喉嚨挾舌本厥陰之脈循喉嚨之後上入頏顙下絡舌本

凡病此者兩關及左尺脈多沉數而躁以此觀之病屬足三陰明矣時未傳及他經不察其源治以他經之藥其難一也大抵其症初起惡寒發熱頭痛背脹精神倦怠遍身骨節疼痛喉内有極痛者有微痛者初無形迹可見似傷寒傷風表症若投以麻桂細辛羌防升柴蘇葉之類致毒涣散無可挽回其難二也彼其惡寒發熱乃毒氣初作於内至二三日喉内現白現後寒熱自除或者不悟誤以為表藥有功豈知白現後即不服表藥而發熱亦止耶一起誤服羌防麻桂非徒無益而又害之其難三也按此病熱症多寒症少有以色白為寒者不知此症初發

於肺肺屬金其色白為五臟六腑之華蓋處至高之位毒氣自下薰蒸而上肺病日深故其本色日著治宜解三經之毒使之下行勿令蓄積於肺若因色白擬為寒症以附桂炮薑投之一遇火症是謂抱薪救火愈熾愈烈其難四也即有知為火毒不可輕用升提開散之品輒以芒硝大黃下之不思此症已傳至上焦氣分與中下焦無涉既上焦氣分受傷又以硝黃攻發太過使中下焦有損元氣愈傷其難五也見症確服藥當守方有火毒甚者初起用消風散毒引熱下行之劑治法良是乃日服二三劑而白不退連服十數劑而白愈有加是猶杯水車薪與

17

事無濟治者當詳審病源或舌胎黄黑或喉乾唇焦小便短澀微黄大便泄瀉帶黑是為火毒凝結内病不除白何能淨愈發白愈守方久久投之自有效驗若令更别方必生變故其難六也察之既精圖治不容緩此乃瘟疫之變症殺人最速過七日不起庸醫辨正未明投以平淡之劑不求有功但求免過是謂優容養奸迨延至五六日毒氣重矣元氣傷矣善治者不得不以猛劑攻之然病已垂危成則無功一旦不起病家不咎優容之過反云猛劑非宜此非誤於後而實誤於前其難七也有非白喉而轉為白喉者初起喉痛紅腫或惡寒發熱或不惡寒發

熱一邊腫名曰單蛾兩邊腫名曰雙蛾治之稍緩則氣閉不起
宜用生土牛夕引熱下行大便閉用大黄否則不必用此與白
喉症異治同倘不預防轉爲白喉爲禍甚烈其難八也又有癆
症白喉陰虚火爍痛極而水米難下漸至朽爛形容枯槁面目
憔悴必需補劑使元氣充滿而喉痛自愈若以時行疫症白喉
誤認陰虚差之毫釐失之千里其難九也更有一種白喉無惡
寒發熱等症喉内起白皮隨落隨長的是寒症非附桂不愈即
誤服消風敗毒之藥亦無大損者以時行疫症白喉認爲此症
爲害不淺其難十也知此十難臨症審治十不失一難不終難

修持此法活人多矣時疫流行而益不敢自秘謹將看法治法方法編次成書非敢云濟世之良方亦足為刀圭之一助云爾

白喉嚨看法

初起惡寒發熱頭痛背脹遍身骨節疼痛喉内或極痛或微痛或不痛而喉内微硬有隨發而白隨現有至二三日而白始現或由白點白條白塊漸至滿喉皆白所治皆同服藥後喉内或白收緊或白稀疎或白微小或白轉黄久之必然退淨

白喉嚨治法

初起用粉葛姜蟲蟬退以散風熱以牛蒡連翹金銀花土茯苓

消腫敗毒生地黄芩元參梔仁豆根麥冬石膏清熱木通澤瀉車前仁引熱下行重者再加馬勃龍膽草外用生土牛夕兜或於未服藥之先既服藥之後煎水開服再以萬年青搗汁或服或噙輕者以除瘟化毒散主之重者以神功辟邪散主之再重者以神仙活命湯主之輕則日服一二劑重則日服三四劑將疫毒由上焦引至中焦由中焦引至下焦自大便出大便瀉泄火毒下行此為吉兆大便閉塞少加熟大黄如仍閉塞改用生大黄大便泄即去服十餘劑愈者有之服二三十劑愈者有之以白點退淨為度其分量藥味之加減劑數之多寡需臨症制

宜不必另更別方連日投之自然全愈屢試屢驗白點退完當用清涼之品以清心滌肺湯主之日服一劑徹盡餘毒再服養陰之劑以養正湯主之脾胃素虛者用四君子湯加生何首烏金銀花總賴以圓機行活法也

以上白喉治法凡單蛾雙蛾喉癰以及喉内腫滿均可依法治之但藥味需酌量加減慎之慎之

除瘟化毒散

粉葛二錢　黄芩二錢　生地三錢　梔仁二錢　姜蟲炒二錢　浙貝三錢

豆根二錢　木通二錢　蟬退一錢　甘草五分　冬桑葉二錢引

此方白喉初起宜之凡單蛾雙蛾以及喉痛皆可服

神功辟邪散

粉葛二錢　生地四錢　木通二錢　連翹二錢　姜蠶三錢　浙貝三錢

銀花二錢　馬勃二錢用絹包煎　蟬退一錢　黃芩二錢　牛子二錢　麥冬三錢去心

生青果三個引

神仙活命湯

龍膽草一錢　金銀花二錢　黃芩三錢　生地黃四錢　土茯苓五錢

生石膏三錢　木通二錢　馬勃三錢用絹包煎　車前仁二錢　浙貝母三錢

蟬退一錢　姜蠶三錢　生青果五個引

以上二方白喉重者宜之日服二三劑少則不效凡單蛾雙蛾喉癰以及喉内紅腫去土茯苓金銀花馬勃其餘藥均可斟酌加減服之

清心滌肺湯

生地三錢　浙貝二錢　黄柏炒黑二錢　麥冬去心三錢　花粉二錢　知母二錢

天冬二錢　黄芩二錢　姜蟲炒二錢　甘草五分

日服一劑以二三劑為度體氣素弱加條參或加生玉竹亦可

養正湯

玉竹五錢　淮藥四錢　茯苓三錢　熟地四錢　生地三錢　酒芍二錢

花粉二錢　麥冬去心三錢　首烏製四錢　女貞子三錢

銀花四君子湯

黨參五錢　白朮四錢　茯苓三錢　甘草錢　生首烏四錢　金銀花二錢

冬桑葉二錢　引

瓜霜散吹藥

西瓜霜一兩　將皮硝灌入西瓜内秋風吹透瓜面上起白霜即是

人中白一錢火煅　辰砂二錢　雄精二分　冰片一錢

共研細末再乳無聲如非白喉減去雄精

無治之症

白塊自落　喉乾無涎　音啞無聲　兩目直視
痰壅氣喘　七日不退　面唇俱青　藥不能下
服藥大便不通　未服藥大便泄　大便連泄不止

喉症醫案

舊窗友常棨蘩兄令弟僊珊先生偶患白喉初起惡寒發熱寢食爲艱余視之的是時疫白喉即以除瘟化毒散治之日服三劑病加沉重改用神功辟邪散仍日服三劑連日投之病無增減渠家驚恐異常余曰此症危險雖四五日服藥十餘劑實因藥不勝病雖不見減並未有加特恐信任不堅另更別方必生

敗症又以神仙活命湯投之白點稀疎渠家猶未之知也而余已知其大有起色矣十日内食不下咽投藥三十餘劑而白退完方能飲食以清心滌肺湯收功後談及諸症始知常君深明醫術故信之無疑因是君贈余詩數首余和之内有一聯結句云辛君更識歧黄術任我頻頻饋紫梨

周君堯階先生偶患喉症自頭至胸皆腫口不能張食不能下經十餘日衆醫束手延余往視尚無敗症細探之頸上左右各一核知為喉癰非白喉也以生土牛夕兜煎水服數次引熱下行次以除瘟化毒散服二劑喉内痰涎湧出不移時吐膿一日

夜約三四碗之多其病消滅復用神功辟邪散神仙活命湯二
方加減去土茯苓金銀花馬勃日服二劑服至十餘劑全愈
同邑周姓之女孩年五歲患白喉唇白面青精神疲倦無惡寒
發熱等症喉内白塊隨落隨長飲食如常經此半月服消風敗
毒之劑不效余診其脈沉遲無力知爲虚寒投附子理中湯而
愈然此症甚少並非時疫白喉者比也
馬姓之媪年逾六旬患喉痛忽然音啞無聲無惡寒發熱而喉
内並無白點此爲風寒入肺投羌防麻絨而愈但表藥爲白喉
所最忌非臨症確實不可妄投也

正誼堂醫書之七（生產妙訣十六歌）

〃〃〃〃〃八（兒科痘證歌）

生産妙訣十六歌

保山王廷鈺輯

一受胎歌

受胎第一要經調　月經不調或先或後何能受胎

行盡經時正好謀　每月經期過後正受胎之時陽勝成男陰勝成女精餘成雙胎

胞濕胞寒皆不受　胞即受胎之處又稱子宮有或熱或寒之病皆不能受胎

貪歡縱慾亦難招　平日不節淫而精竭何能招類而裹之欲成胎亦難

一保胎歌

胎後分房養自專　受胎後分宿養胎欲知是胎否但看乳頭轉黑乳根漸大便是

內調外謹保胎安　內調者恐性氣躁怒等類外謹者恐高低失跌等類皆足傷胎

戒除煎炒防胎熱 凡小兒眼封便閉夜啼天吊及口瘡舌毒皆受胎熱多難救治

好睡貪閒生產難 勤動之人血活閒逸之人血滯故受胎后宜常運動便易產

一胎前禁忌歌

胎神戊癸占床房 每月戊日癸日胎神占床與房此兩日一有犯即傷胎或生孩身上有損極驗

房內搬移胎更傷 搬動箱廚敲打器皿一切驚動皆當禁忌

犯此安胎無別法腐皮油煮吃多張 安胎多用油煮豆腐皮食之或照安胎各方服之

一臨產歌

時當生產要安詳 凡當產之先總要安穩詳慎不可聽憑無知穩婆心忙意乱

腹內初疼且莫忙 腹痛初起切莫慌張

仰睡緩行胎自轉　或緩步扶行或正身仰睡切勿屈腰致胎中不可轉身

人聲嘈雜免居房　産婦房中冬宜煖夏宜涼免人聲嘈雜庶可安心靜待

一誤認産期歌

從來足月乃全胎　從古至今十個月滿足胎氣乃全

悞把閒疼作産猜可憐未滿娘懷子蠻在胎中逼出來　若未足月多是閒痛人都猜作生産即便抱腰搡肚臨盆用力又被造孽穩婆要算做一回生意好受謝禮故蠻蠻把小兒逼將出來母則九死一生子則十胎九死可恨可憐

一辨是産非産歌

未足月疼名試胎　未足十月偶然腹疼謂之試胎

痛而復止弄胎來　已足十個月忽然腹疼痛而復止謂之弄胎

亂

兩般不是真生產試胎弄胎俱不是正當生產之時

且自安心莫乱催產婦宜安心忍痛而睡萬不可忽乱催逼臨盆太早凡横生倒產皆由此悞

一辨各種閒痛歌

八九月來試痛多小兒漸大力强或母起居失宜以致胎兒大而腹痛並非真產

傷胎作痛藥調和或失跌傷胎作痛只宜用藥安胎不然胎墮並非正產

食痛當臍愁手按或傷食肚痛必當臍一塊作疼手按之更痛

寒疼最喜熱烘摩或傷風寒肚痛喜得熱手及物烘熱摩之更減

一正當臨盆用力歌

小兒身轉頂無偏時正當生小兒自然身轉向下頭頂至產門無偏

漿水流来緊腹疼　時正當生胞破漿水流下腹疼腰脹一陣緊一陣

中指節邊筋乱跳　時正當生產婦中指節邊筋必乱跳

臨盆用力順兒生　此時方可催其用力一送小兒頃刻順生矣

一產後調理歌

產後登床枕要高　上床時要高枕靠背兩膝豎起莫直伸長腿

存神合眼莫堅牢　只宜合眼存神不宜牢閉熟眠恐血氣上壅發暈

飲盃童便還蕪酒　產過后服童便熱酒引一盃每日服二三次無他病不必服藥

鐵器燒紅用醋澆　用鐵器或白石子燒紅以醋洗之薰氣入鼻以免血暈每日二三次薰之

一產後血暈歌

血昏面赤停淤是惡露未盡内有淤血上攻迷暈者面唇皆赤惡露乃裹而淤血

佛手散方急服宜内服川芎當歸外急燒舊漆器薰其鼻自醒

去血過多唇面白去血過多血脫而暈者面唇多白

荊參芎草澤蘭施宜服荊芥穗人参川芎甘草澤蘭葉名清魂散

一產後胞衣不下歌

初生力弱血枯滯產路乾時胞脹疼胞衣本應隨胎而下或因初生不知先乱用力至產后力乏或風冷血滯或下血過多產路乾澀或血入胞衣脹滿皆不下

緩下何妨安產婦口說緩下何妨者恐產婦驚怯愈不得下以此語安其心也

急煎没竭兩般吞下急服血竭没藥二味末藥免致上攻心胸穩婆可即依胎取

一臨產交骨不開歌

交骨何緣不自開交骨者產門之骨也原當生產自開

或因血弱或初胎或氣血不足或初次受胎

但宜一服開骨散佛手龜同婦髮灰佛手散內川芎當歸同龜板醋炙碎一塊生產過婦女頭髮一團燒灰合酒引調服其骨立開名開骨散氣虛血弱加人參更妙

一難產歌

生人自古無難產用力非時因悞催生產乃天地萬物化生自然之理從無難者如壳脫蒂落不用人力總因無知接生者非當生之時悞催用力送人性命

氣滯血壅猶易治或亦有平時過于安逸氣血不運動或血壅產路者雖難產猶可治

橫生逆產悔難追　小兒纔半轉頭項未向產即早用力逼得手足先出追悔何益

一保全橫生逆產歌

脚生為逆手為橫從容托進且去眠　或脚或手先出切不要忙且將手脚緩緩托進產門只管安睡若肯穩重再無托不進者只是產婦要安心莫慌乱

藥用芎歸加大劑　煎服佛手散一大劑再睡一夜自然生下

切休動手自然生　若不肯睡又聽信接生者用蠻法動手乱來是自悞也

一驗死胎歌

腹中何以知胎壞　凡胎壞多因睡熟不顧肚腹壓緊或高處伸腰致兒口脫不能吃血

面赤舌青冷肚皮　產婦面赤舌青肚腹冰冷內不跳動口有穢氣子死無疑

舌赤面青母難保　面色轉青母亦難保

面舌俱青兩命危　面青舌亦青口角流涎大小二命俱危止矣

一安胎下胎藥方歌

方名佛手安胎妙　佛手散即當歸五錢川芎三錢服之動胎即安壞即下橫生逆產者即順生新血逐敗血乃神效仙方也

又有方名保產奇　保產湯即當歸川芎白芍貝母兔絲子羌活只殼荊芥穗黃芪蘄艾甘草厚朴生姜凡胎傷勢欲小產再服全安

欲下死胎平胃散　平胃散即蒼术陳皮厚朴各二錢甘草五分酒水各半煎熟投下朴硝五錢再煎服壞胎化下

後來生化最相宜　生化湯即當歸八錢川芎三錢姜炭甘草青皮各五分桃仁十个方產之後未進飲食之前即服一劑永免產後疾病

不論大小產神效

兒科痘證歌

保山王廷鈺輯

看痘法

看痘用竹紙或草紙烘乾作燃子如小指大蘸油於燈上往來薰熾令紙條無泡始不爆咤又飽蘸油略薰熾含油無泡預使患者房内窗門閉合黑暗將燃子點照看其左顴有何色点右顴有何色点中庭有何色点看兩顴宜以燃子在兩耳邊及鼻左右看中庭在兩目角邊平照看其皮中歷歷可指是赤是紫是塊是点曉然明白若是麻疹則浮於皮外肉内無根若痘瘡根在肉内極深若當顴及中庭正照則顯而不見燃子有灰即搯去令明如此可知痘之疎密

用藥法

凡方内藥品必須依法炮製同一寒凉依法用之則取効不依法則為害而痘疹為尤要如苓連梔柏花粉大黃等味必用酒拌炒牛蒡子必炒香研碎當歸白芍生地紅花紫草丹皮地骨皮之類必酒洗此要法也

痘症心法歌訣

痘毒根深本胎毒有觸則發無觸伏伏時五臟泯端倪發時勃勃難遏服

痘症之源由兒在母胎食血穢所致當其未發形氣俱泯若

未燧之火無可端倪及其有觸而發實動五臟真氣其勢勃
勃必達之於外而后已凡一切預為觧毒之說皆妄也

全憑氣血運成功切戒寒涼逼內攻

痘瘡以血氣為主血氣盛則能送痘出於皮膚運化之而成
膿收結之而成痂若血氣不足能送毒灌膿結痂則內攻之
患作故動手之初最忌寒涼虧損血氣以致留中不出近見
多有報痘數日而告斃者皆寒涼之藥殺之也

初起之時介疑似認證先看耳根紅

痘疹之發與外感同必須於耳骫冷手足冷驗之尤須於耳

8

後看有紅脈赤縷為真又訣歌曰五指稍頭冷驚來不可當若逢中指熱必定是傷寒中指獨自冷麻痘證相傳女右男分左分明仔細看

耳骫股冷兩頰赤淚眼汪汪涕如汁先與升麻葛根湯開其腠理使毒出

當時令衆人出痘時小兒或有發熱和緩或熱或退神清氣爽飲食如常此順候也不必服葯但戒葷腥避風調護而已如初起增寒壯熱頭痛面赤咳嗽眼淚鼻流清涕此因于外感不可不發散用加味升麻葛根湯汗之汗出身體温和其痘

出必稀少

若其兒體十分羸加味参蘇飲可清

用藥發汗須視兒体強弱如兒體素怯弱者不可出汗太多

恐發汗虛其表後難起脹灌漿惟當以加味参蘇飲清之

汗後悶煩兼燥渴和中敗毒散宜陳

發汗之後身熱不退或煩悶而燥渴者和中散清之服之煩

悶少解即止勿服

其或狂譫腰腹痛兼之便結硬難送熟軍此際不妨施大下硝

黄殊浪孟

服敗毒散而煩悶不解或妄語而兼腰腹痛者此毒氣甚重然只宜敗毒散主之大便秘加酒炒大黃微利之聽其痘毒出外内痛自止切不可輕用傷寒家柴胡黃芩乾葛花粉等清解之劑此藥用差解虚其表至七八日後漿必不行其痘焦枯癢塌而死矣

亦有停食作痛者兩痛須分真與假臍上痛急啼聲粗面青肢冷真是也

發熱之際有感風寒飲食停滯而腹痛者與毒氣作痛其證不同停食痛者其痛多急疾必在臍以上啼叫必甚面必青

白唇淡手足冷此停食作痛也

毒痛作止自有時四肢不冷顏如脂辨明食痛方稱聖升消平胃一散宜

毒氣作痛其痛稍緩有作有正多在臍以下或連腰而痛面必紅色唇紫四肢不冷兩者必分辨明白毒氣痛者和中敗毒散主之停食痛者升消平胃散主之

平胃亦堪治吐泄吐泄也應辨寒熱

發熱之際有嘔吐者有泄瀉者有吐瀉並作者全要辨虛實寒熱而用藥

果其酸臭神氣强此臭順候無須說

泄瀉有順候者其吐必酸刺而有聲其泄必黄色而臭穢神

氣不甚困倦雖或吐泄交作胸腹多不痛蓋毒盛作吐泄毒氣

即因吐泄而少解故胸腹不痛不必服藥凡吐瀉症皆如此辨

若還眉蹙哭聲雄自是感寒食隔中無論吐泄交相併仍前平

胃總収功

感寒停食其症必胸腹痛甚小兒不能言何以知之經曰眉

頭頻蹙哭聲雄腹痛是也仍用前升消平胃散一服即效

單吐自宜先和胃單泄自應先調脾胃用參砂脾朮苓兩者分

治尤宜知

有胃氣弱而感寒嘔吐不思飲食或食下即吐其吐多順快而無聲面青白唇淡精神困倦参砂和胃散主之或脾氣虛弱飲食不化而泄瀉者其泄滑利而色帶青白用朮苓調脾散主之　凡吐瀉症皆如此辨

若三日後痘宜見忽傳驚搐登時變此皆毒氣鬱不宣其證有三須審辨

身熱至三日後痘欲出不出忽煩悶驚搐或狂言譫語切不可驚惶失錯須知此等證皆由毒氣在內不得宣發於外而

作證有不同當審虛實寒熱而治之

一為毒盛難驟發清解之散可疎達

察其痘形紅紫面赤唇紫聲音亮口氣粗手足熱脈洪数此

毒氣壅盛而驚搐也清解散以宣之

一為風寒束不舒蘇解之劑用無虞

有為風寒所束鬱滞不得出而驚搐者形色多同前但聲重

鼻塞或流清涕脈數而浮蘇解散以發之

倘若神疲面帶青痘形淡淡皮下明縱然驚搐總虛證温中益

氣可安寧

如痘影淡淡在皮下不見紅活唇淡面白或帶青脈又遲緩
雖煩躁驚狂其神必疲倦此血氣虛弱送毒不出而驚搐也
温中益氣湯托之三者分辨明而用藥當一劑之后痘出而
驚狂定矣更有三日後全無痘影狀類驚風者此因毒氣壅
盛不能宣洩故也正宜清解散宣之切勿誤作驚治

大約痘毒總宜洩留中不出即藴結誤用寒涼必返攻扁盧復
起空饒舌

自有方書治痘以來多詳於已出之後畧於未出之前深言
出速而稠密之危不言留中而不出之禍不知已出之毒外

慝也未出之毒內慝也外慝與內慝勢孰急出速而稠密者外攻也留中而不出者內攻也外攻與內攻禍孰烈故痘已出而死者多在旬日之外未出而死者多在六日之內其故何也解毒之說誤之也蓋諸痛癢瘡瘍皆屬心火而痘瘡與諸瘡不同諸瘡之毒初起可解散內消而愈及其成形又可逐散不成膿而愈痘瘡同出心火然正藉心火以運用一身之血而成功心者血之主人心之血溫則流行寒則凝滯解毒之品偏於寒涼血必凝滯不行何以運送痘毒而成膿結痂勢必過毒內攻而告斃此未出而死者死于解毒藥非死

于毒盛之痘也醫者不可不知也

所憂痘發先天庭或出成片稠如雲乾枯紫黑似蠶種調元化

毒急須論

發熱至三四日報痘形如粟米口鼻腮耳年壽間先發數點

淡紅潤澤者最吉不必服藥若身熱一二日即出痘先發於

天庭司空印堂等處或一齊出而稠密者或乾枯而紫黑者

或成片不分顆粒者皆血氣凝滯而毒氣肆行最為可憂急

宜活血養氣而解毒調元化毒湯主之

如出不快亦有別實虛兩字真秘訣實者化毒去參芪虛者溫

中益氣宜

痘出不快其證不同如痘色紅紫乾枯或密如蠶種或成片不分顆粒身熱大便秘而出不快者此毒氣鬱滯血氣不流行也用前調元化毒湯去参芪加川芎清之如痘色淡白飲食減少身涼手足冷小便清大便滑而出不快者此血氣虛弱不能送毒出外也用前温中益氣湯托之

若感風寒出不速涕清或塞聲必促加減参蘇飲正宜冬令麻黄亦可服

有感風寒而出不快者必惡寒咳嗽聲重鼻塞或流清涕加

減参蘇飲主之冬加麻黄

又有觸穢伏不出急燒沉檀棗蒼朮解癢莫過平和湯内外夾

攻凶變吉

邪穢所觸亦能使痘伏而不出其證必癢内用平和湯外以

沉檀香紅棗蒼朮燒之以避穢氣

出時不謹襲風寒定然眼直緊牙關濃煎白附生姜片取汗如

神患自安

痘正出時身微温不熱不寒為佳或熱輕和緩亦無殆惟大

熱者可憂若出齊後發熱尤可憂其痘必稠密必紅紫仍用

調元化毒湯治之若出時忽傷風眼直視牙關緊閉者此調護不謹為風寒所襲也切勿輕用驅風峻藥姜附湯可解

未出之前辨如此自然毒淺痘齊出出齊與否於何徵不看頭面看脚底

看痘出齊以脚心為驗脚心有痘則出齊矣痘少者不必拘此

所貴氣爽與神清身体（體）温和顆粒明尖圓潤澤根紅活胸背稀疎膿必成

痘未出時先以胭脂調搽心胸咽喉天庭印堂等處使痘不

從此發

此時此際最要緊氣血流暢漿行到過虛過熱漿不行當脹不

脹五陷作

痘出齊時日十分緊要蓋好痘全要膿漿濃滿其次亦要六七分其下者水泡然水泡七八分而間有一二分膿泡猶可生也其最下者成片不分顆粒然皮下有膿漿或疱潰而膿水濕漬猶可望生也惟乾枯無膿漿或薄漿不滿二三分必癢塌而死此實危證觀形色審虛實辨寒熱用藥調治如拯溺救焚實熱者清之虛寒者托之必使氣血流暢俾毒化為

臃則無五陷之患矣

熱者毒盛血燥凝急宜清毒調其榮失治定成紫黑陷紫陷猶

輕黑陷深

毒氣躁盛則血燥而凝其症必紅紫乾枯或帶焦黑急以清

毒活血湯治之稍緩則毒反內攻頂漸陷而成紫陷甚則為

黑陷仍以清毒活血湯頻頻與服勿使成黑陷至黑陷則受

毒已深活者鮮矣

過虛光淡無紅暈因循白灰不可問斡旋惟有鹿茸湯千金內

托亦宜論

痘色淡白疱不尖圓根無紅暈此氣虛而血縮也急宜大補氣血否則氣不能充而成白陷甚則為灰陷宜參歸鹿茸湯以托之恐真鹿茸不易得千金内托散亦可用

更有險症成血疱甚為血陷可奈何血雖類紫熱虛異參芪大補定當和

血疱者氣虛不能統血血溢僭居氣位通頂紅色失治則氣愈虛而成血陷證與紫陷相似極為危險但血陷雖紅淡而不紫紫陷屬熱氣粗身熱血陷屬虛氣短身涼若誤認為血熱而用涼血行血之藥必致氣愈虧而死愈速辨之不可不審

治用参芪湯

明兹五陷功已半此外復有險危患疱漿不滿二三分除却鹿茸空擾乱

將不滿者仍用参歸鹿茸湯催足其漿雞冠血酒亦可用

雖然此尚偏于一或熱或虛猶易治氣血兩虛毒復炎醫時束手真無術大凡年長之婦男多犯此證十二三難清難補動

製肘参麥清補湯宜諳

又有痘出稠密毒火熾盛而元氣虛血氣弱津液枯竭不能制火以致煩渴或喉痛或鼻衄難任温補時醫見其症多熱

卒

候率用清涼如犀角地黄湯之類必致其血氣愈虧毒氣愈肆豈復有可生之理然此惟年長之男女嗜慾久開血氣既耗者有之嬰孩不常見也治法用參麥清補湯須知嗜慾久開之男女天癸已破皮膚厚實即出痘亦必艱難兼之婦人尤有血路可虞初發時毒氣動五臟真氣雖非月信之期毒盛者亦必衝動其血血路一通則氣隨血陷而頭面之痘不出矣值此證須於補劑中入阿膠艾葉升麻等藥俱加醋炒急止其血血止則氣能上達痘可出而漿可行否則百無一生矣

亦有槩行兼吐泄治法仍當辨寒熱熱吐梔連二陳湯寒吐參砂和胃方

熱吐必酸苦而有聲吐訖反快痘色紅紫此毒火上騰也

寒吐參砂和胃方

吐而有物無聲不酸苦不飲食吐訖困倦痘色淡白此胃氣損也參砂和胃散主之

加味四苓宜熱泄寒泄參术散宜設

糞黃臭穢小便赤濇實熱也痘必紅紫加味四苓湯主之

寒泄參术散宜設

糞清白滑利神氣疲倦虛寒也痘必淡白參术散主之

更有甚者利無停七味荳蔻丸難缺
泄而虚滑不止服參朮散不效以七味荳蔻丸服之立止
若乃便結灌漿時醫用硝黄大下之恐傷元氣變他證何如活
血允為宜第須其中稍更易除去參芪加牛膝紫草當歸合
作煎濾渣更入生蜂蜜
起脹灌漿時有六七日不大便而煩悶作痛者用前清毒活
血湯去參芪加牛膝紫草當歸各二錢煎藥熟出渣入生蜜
半酒盃調服
如再不通加酒黄

服前藥仍不效加酒炒大黄三錢利之

豬膽汁滴亦良方

單方以猪膽計滴入谷道中必通

始終總忌硝黄下莫負金針濟世腸

時醫治痘動用硝黄近見有未週嬰孩而用大黄至數兩者

此真殺人劊子手也吾願病家戒之醫者亦當戒之

假如身涼汗如水歸芪湯收汗必已有痰白附熱水磨二陳燥

湯勿輕使

灌漿時亦有身涼而汗不止者歸芪湯止之有痰用白附子

熱水磨服切不可用二陳湯恐燥陽明致孤陽無陰不能施化也

果能次第調理來何患膿漿不滿哉膿漿既滿色蒼蠟雖熱無害水將回

痘至九十日間膿漿足而色蒼蠟者爲上此時或發熱薰蒸乃真陽運化其水自然銷鑠而收靨不必治

惟慮膿漿不甚滿痰涎壅盛飲食減與之養胃開痰湯胃氣旺時痰自滲

灌漿時忌朮苓半夏恐其燥乾津液膿漿不行至將靨時可

用矢故養胃開痰湯用之
其或欬逆胃上逆黄土臭邊聞即歇
有發欬逆者此胃氣上逆也取直黄土向臭邊聞之
薄薄寒或變紫葡萄須求好桂為煎磨
漿上滿時或為寒氣所襲一時變紫黑如葡萄色急以上好
肉桂磨服立效
若兼寒戰咬牙者屬寒自多屬熱寡建中大補益真元靨后有
犯尤要也
有謂寒戰咬牙有熱者蓋以胃熱則咬牙肺熱則寒戰雖屬

有理然畢竟屬寒者十九屬熱者十一見於七八日之前或有屬熱見於七八日之後則斷無屬熱者矣是以不為熱者立方醫后亦有寒戰咬牙者同此治

當醫不醫其故何四肢厥冷身涼多温表調中不可緩助其真陽體自和

元氣不足須大補氣血助之收結治以温表調中湯

如其蒸蒸猶發熱此是毒氣尚隱結且與温表散毒湯甘露回天亦穩貼

當醫不醫而身体蒸熱者此毒氣未解也用清表散毒湯以

退其熱甘露回天飲亦可用

別有水靨膿水淋第須瓦末撲頻頻即使乾痂窨不落鴨青調

末效如神

當靨時有外潰而膿水淋者謂之水靨用瓦研為末令極細

絹包撲患處即乾若乾痂不落內又窨膿以瓦末調鴨蛋清

敷之立效

當靨腹痛著中脘此為瘀血定宜散方名清毒散血湯用之破

瘀誠難緩

當靨時或腹痛此毒氣凝滯瘀血作痛治以清毒散血湯

婆心費盡至收靨結痂厚實功已捷此時復報熱蒸騰大連翹
飲防癰癤
痘當結痂忽煩渴發熱二便秘澁此餘毒盛也宜防發癰大
連翹飲觧之痘宜觧毒者此候為宜
第觀何處痛更添黃酒加入服綿綿如毒上冲頂大痛目翳遮
睛患必纒惟有連翹飲是服加減法除石車木芎麻結荷入
同煎精華豈復留餘毒
痂落後或落一半忽然徧身大熱或手足頭頂胸背有一二
處熱更甚者發癰之所在也仍用大連翹飲連服數劑如大

便秘加酒炒大黄利之若頭頂大痛者其毒必注于目仍用
大連翹飲去滑石車前木通加升麻桔梗各六分川芎薄荷
各四分服數劑可除目患

至若虚熱神必疲二便必利虚無疑即或不熱倦嗜卧補中益
氣均爲宜

結痂時或發熱稍緩頭熱面不熱手脚心熱手脚背不熱精
神困倦大小便利者此虚熱也用補中益氣湯治之間有不
發熱而倦怠嗜卧不思飲食或手足冷津液少而渴或癍白
不紅皆内虚証也亦用補中益氣湯治之以防變証

如此小心慎終始認證用藥無偏倚有何危險不平安登民仁壽真可喜

近世痘方多宗黃西邱其書立三圖說分順險逆三等謂順者不必服藥是也謂險者宜以保元湯調治猶近理也謂逆者俱不必治此不仁之言也所貴醫者起死回生轉禍為福若諉為不可治則何貴乎醫為彼始思之未精治之未盡其妙而不以父母之心為心也果能虛心審辨觀形察色氣血盈虧寒熱虛實一目瞭然依法調治十可十生何逆證之不可治哉

若夫雜證有多般有點無頭名夾斑
痘有紅赤點而無頭粒多隨出而隨没者謂之夾班痘
或國如雲頭突紅赤毒漫皮膚是夾丹
又有痘出紅赤成片如雲頭突起不分顆粒者謂之夾丹痘
班丹均屬浮游火散其游火治無難元參升麻湯是服夾麻出
者亦同看
班丹均係浮游火散漫于皮膚治以元參升麻湯即退有夾麻
出者亦用此方加桔梗酒芩各六分麻疹自退
突然先出兩三顆掀摸皮軟是何道此名賊痘定然紅濃煎燈

草消其禍
真痘手模去堅硬礙手不礙手者名為賊痘能使賊痘不出
急煎燈草湯頻頻與服可消
痘疔出必痘齊後紫黑脹大堅而厚根無紅暈急挑開四聖之
膏填其口
痘出齊後其間有紫黑脹硬獨大而無根暈他痘未脹獨先
脹者名為疔痘急以銀簪脚挑開疔口用四聖膏填入即轉
紅活
不然拔毒亦可施雄黃研細調胭脂認定疔頭逐一點即時紅

活轉危機

拔毒散亦治痘疔

有時面脹痘不脹是為肉脹極危狀若非參歸大補湯膿漿何日能成釀

痘出齊後有面目種脹而痘不脹者此危症也急宜大補氣血以收攝其毒參歸大補湯主之

又有漸大漸頂平六七日後平愈傾其色金白形如殼名曰倒靨漿不行惟有參歸鹿茸湯加入芎桂朮木香溏泄兼用參朮散庶扶真氣轉成漿

痘瘡初見一二日細小四五日漸大而頂平至六七日脚漸潤頂愈平陷色金白形如豆殼名曰倒靨此氣血大虛而漿不行也宜用前參歸鹿茸湯加官桂白朮川芎各八分木香四分大便溏泄者兼用參朮散

至若癢虛痛為實生芍酒調痛自吉

痘痛為吉用生白芍研末酒調下一錢五分即止甚者用二服

癢瘡虛其證誠可危參芪實表功難述

痘癢畢竟屬虛世謂有氣盛血熱而癢者此謬論也治以參

术實表湯有觸穢氣而發癢者燒沉香檀香紅棗蒼朮以避之內服平和湯痘癢不能禁免手搔作軟絹袋包裹免手免搔破致成痲瘢

鼻衂都緣毒上冲此非惡候驚無庸清肺湯和髮灰散擇一用之均和中

痘有鼻中衂血者此毒氣上冲于肺也血上行為順清肺湯治之髮灰散亦可用切勿誤認為熱而峻用寒涼以氷伏其血必為大害

水泡大約血虧損參歸鹿茸用之穩若使膿水疱相兼未週嬰

孩是其本

痘有水疱無膿者血少不能化膿也急以參歸鹿茸湯峻補其血若膿疱與水泡相半者無大防害如十分中有二三分膿者猶有生意惟渾身水泡全無膿漿則已危矣然胃氣好飲食如常者亦可望生但其毒氣未散預防癰耳或兒小痘年少則血氣有限不能盡成膿漿而水泡與膿泡相間此常理也不必服藥

至於臭爛與流注臭爛生肌摻即住

痘瘡多潰爛收結後或手足等處仍作臭爛出膿水不止者

生肌散摻之

流注到處清水流綿繭散摻功已著

有餘毒流注各處出清水者綿繭散摻之

他如口舌或生瘡中有虛實應參詳總辨痘色之紅淡紅熱清

上飲殊良

口舌生瘡有屬熱毒者有屬虛火者當以痘色辨之切不可

執為實熱而概用寒涼如痘色紅紫湧盛者熱毒也清上飲

主之

若淡還須參麥散外用赴筵毒可幹倘兼喉痛玉鎖匙内則和

咽湯開脘
痰色淡白者虛火也參麥清補湯主之如咽喉作痛者和咽
湯之外用玉銷匙吹之
喉間有痘礙失聲痘消礙去聲自清
或口舌有痘而腫礙與喉間有痘而失聲者痘靨自愈不必
治治亦不效
痘色虛陷忽音啞參麥千金兩酌斟
音啞者亦當辨痘色痘色紅紫行漿而音啞者此氣喉有痘
也不必治若痘色虛陷灰白而音啞者乃血氣虛弱送痘不出留

毒於肺以致失音此則危矣宜用參麥清補湯或千金內托散臨症酌之

嗆水亦宜分順逆順者喉間痘為拖未漿先嗆兼痛疼此仍和咽湯可解

痘有咽痛嗆水者猴中有痘外痘成漿內痘亦成漿壅手會厭門則飲水必溢入氣喉而發嗆外痘靨內痘自消亦不必治惟未行漿而先嗆水此則毒氣壅塞其喉必痛仍用和咽湯解之

痘癰皆係餘毒成能先消散醫之明不散留滯發癰瘸三豆𩀌

搽切莫輕

痘毒發於肌膚而氣血不能悉行運化則有鬱熱不散赤腫而成癰者大約發於既收以後者多此等證由膿漿少薄或結痂浮薄速收速落者有之亦有不虛而服補劑不寒而服熱劑以致發癰醫之誤也當其初發熱腫時內外夾攻急消散之為上至於幼小之兒多難堪而在頭項頂腹腰背者甚險急服大連翹飲數劑外以三豆漿搽之又有一等痘形小而不起脹速收速結名為疳痘此在小兒幼小氣血虛弱者有之不必驚惶惟防收結後發癰耳

眼患痘後尤宜急失治喪明堪太息惟宜清毒撥翳湯慎毋輕躁責旦夕

痘毒入眼有赤腫而痛不能開者有翳膜遮蔽不能視者相傳皆以為痘瘡入眼不知此非有形之痘乃無形之痘也其患必作於收靨之時或還元之後與咽喉口舌之瘡迥異治法當從容服清毒撥翳湯數十劑可獲全效切不可驟用寒涼傷其元氣致令喪明亦忌用寒涼之藥点洗此百不失一之術也

醫乎醫乎豈易言多少嬰孩負奇冤須知治法大總腦毒盛體

虚止二門毒盛順導虚補益兩俱無錯痘必出漿行痂結次第成無端汗下總須忌

痘之危險者有二一曰毒盛二曰體虚毒盛者順其勢以導之使出則無内攻之患體虚者察其虚而補益之防其虚而不峻攻之痘雖多自可次第收結大約未出之前除升發微汗一劑外凡一切攻裏清表寒涼之葯當禁之如此既出之後則當審其虚實寒熱或專補養或兼解毒一以氣血之強弱為權衡若無端而妄汗妄下其禍不可勝言戒之慎之

况乎痘證尤易明其形其色望之清

觀形之尖圓平陷察色之紅紫淡白

更参飲食觀靜躁

飲食之多少神氣之靜躁

二便利澁高低聲

大小便之利澁聲音之高下

四肢冷煖分寒熱

手足之冷煖定其寒熱

三歲以上診其脈遲數洪微指下参有餘不足眼前决我憫嬰

兒誤俗醫特編治痘長歌辞遵行即未臻神妙庶告無罪於

黄岐

各藥方附　方内分數頗輕原為嬰孩而設若十歲以上者當酌量加增

加味升麻葛根湯

粉葛一錢　升麻八分　赤芍六分　甘草二分　桔梗二分　防風二分

蘇葉五分　川芎四分　查肉八分　牛蒡五分研　生姜三片　同煎

熱服取汗

加味參蘇飲

人參三分　法下三分　蘇葉五分　茯苓五分　川芎四分　桔梗四分

前胡四分　陳皮二分　甘草二分　粉葛八分　牛蒡四分炒研　查肉六分

夏

29

翹

紫

引同上

和中敗毒散

連翹六分去蒂炒研　牛蒡六分炒研　只殼七分炒　防風五分　川連七分酒炒　桔梗六分

荊芥五分　川芎四分　紫草茸四分酒洗　甘草四分　蟬退四分　木通五分

升麻四分　麥冬八分去心　前胡五分

大便秘者加酒炒大黃三分微利之

升消平胃散

川芎五分　香附五分炒　蒼朮五分姜汁炒　紫蘇五分　厚朴四分　白芷三分

藿香三分　砂仁三分研　陳皮三分　炙草三分　山查一錢

加味參蘇飲　法夏誤下　和中敗毒散　連召當作連翹　紫草茸誤紫　升消平胃散　白芷誤白芷

生姜三片同煎熱服

參砂和胃散

人參四分　砂仁四分　法夏四分　白朮五分土炒　雲苓五分　霍香三分

陳皮三分　炙草二分　煨姜三片去皮同煎

茯苓調脾散

白朮七分土炒　茯苓七分　酒芍五分　神曲五分炒　炙草五分　砂仁三分

扁豆八分姜汁浸去売炒　香附三分　厚朴三分均炒　煨姜三片大棗一枚去核

同煎加人參三分更效

清解散

九

30

防風四分　荊芥四分　桔梗四分　蟬退四分　川芎四分　前胡五分
甘葛五分　升麻五分　紫草茸六分酒洗　木通七分　牛蒡七分炒　連召七分炒
山查八分　甘草三分　黄芩六分　川連六分酒炒俱　生姜三片　同煎
温服

蘇解散

即清解散去芩連加紫蘇五分　白芷五分　羌活四分　熱服

温中益氣湯

人參五分　白术五分土炒　黄芪八分生　當歸四分酒洗　茯苓四分　炙草四分
防風三分　白芷三分　官桂二分磨用　山查六分　川芎四分　木香二分磨用

調元化毒湯　黃芩誤苓　血氣俱旺誤肚

生姜一片大棗一枚去核同煎　一服中病即止

調元化毒湯

黃芪生用八分　人參四分　白芍酒洗六分　當歸六分　防風五分　荊芥五分

桔梗五分　前胡五分　牛蒡炒七分　連召研七分　黃苓酒洗八分　川連酒炒八分

木通五分　蟬退四分　紫草茸酒洗六分　紅花酒洗三分　生地酒洗三分　山查八分

甘草四分　生姜一片　同煎温服腹痛去參芪加只殼八分　大便

乂秘者去參芪加酒黃一錢五分　利之　通仍除之若血氣俱

肚脈洪數者歸芍減三之一　去參芪

加減參蘇飲

芩誤苓　翹誤召

蘇葉六分　人参四分　陳皮四分　川芎四分　羌活四分　桔梗四分
防風四分　荆芥四分　白芷三分　甘草三分　生姜三片同煎
熱服但不可出汗冬加麻黄

平和湯

人参四分　當歸四分　桔梗四分　白芍四分　紫蘇四分　黄芪四分
防風三分　白芷三分　甘草三分　官桂二分　沉香二分　檀香二分
乳香二分　藿香二分　生姜一片　同煎温服

姜附湯

白附子二錢　老姜二錢切片　濃煎熱服取微汗

清毒活血湯

紫草茸六分酒洗　當歸六分酒洗　前胡六分　牛蒡六分炒　木通六分　生地五分酒洗

連召五分　桔梗五分　白芍五分酒洗　黄芩二分酒炒　川連三分酒炒　甘草四分

山查八分　生芪八分　人参三分　生姜一片　同煎煩渴去参芪

加麦冬八分酒炒　花粉八分

参歸鹿茸湯

鹿茸三錢酒炙　黄芪二錢蜜炙　人参一錢一分　炙草六分　當歸一錢五分酒洗

生姜一片　龍眼肉三个　同煎去渣入好酒一盞温服如困倦手

足冷飲食少者加木香三分　丁香五分　官桂五分　寒戰咬牙者再

加官桂三分 童便附子八分 泄瀉去當歸加麵炒 白朮酒炒 白芍
茯苓各分 木香三分 丁香三分 官桂三分 另用參朮散止瀉

千金內托散

人參一錢 當歸一錢五分 蜜炙芪一錢五分 白芍六分酒炒 川芎六分 官桂五分
炙草五分 山查五分 木香三分 防風三分 白芷炒三分 厚朴三分
生姜一片 龍眼肉三个 同煎入無灰酒一盃和服隨證加減法同
上

參芪湯

人參一錢 炙草一錢 蜜芪五錢 官桂五分 生姜一片 同煎温

服

雞冠血酒

三年以上大雄雞一隻先炖一盃好酒次刺雞冠血滴入和匀仍炖温服之服此酒後或燥痛無妨其雞不可殺再膿漿不滿龍眼肉煎湯頻頻與服亦效

參麥清補湯

人參八分　生芪一錢　麥冬一錢去心酒蒸晒　前胡五分　白花粉一錢酒蒸晒　牛蒡五分炒研

生白芍四分　炒白芍四分　當歸三分酒洗　紅花三分酒洗　生地三分酒洗　川芎三分

桔梗三分　山查五分　炙生甘草三分　生姜一片　龍眼肉三个　同

煎温服遇此證者此藥當頻頻與服年長男女分數酌量

加增

梔連二陳湯

川連五分姜汁炒 梔子五分姜汁炒 茯苓八分 法夏四分 陳皮二分

炙草二分 生姜一片同煎緩緩與服吐止即勿服

加味四苓散

朱苓八分 木通八分 赤苓七分 澤瀉七分 車前子五分研炒

川連五分研炒 黃芩五分研炒 牛蒡五分研炒 燈草一團同煎食前服

參朮散

白朮一兩土炒　人參五分　茯苓五分　砂仁五分　炙草五分　苡仁五分炒
蓮子五分去心炒　神曲五分炒　山查五分　肉荳蔻麪裹煨熟去油訶
子肉麪煨去核用肉陳皮各四錢　木香三錢共研細末每用二錢
米飲調服入稀粥內調服亦可

七味荳蔻丸

肉蔻五分　訶肉五分俱製同前　白龍骨五分　砂仁五分　木香五分　赤石脂七
分煅　枯礬七分　共研細末麪糊為丸如菉豆大量兒大
小米飲下三二十丸不能吞者研入粥內服之
再此等丸散治痘之家必須預製以防虛滑泄瀉臨時則

恐不及如痘當起脹或收結時驟然泄瀉不止危在旦夕

者惟此丸散能止之屢用屢效

歸芪湯

歸身五錢　蜜芪三錢　棗仁二錢炒研　水煎服不用引

養胃開痰湯

人參五分　白朮五分　炙草五分　茯苓五分　山查五分　山藥五分

蓮子五分去心　陳皮三分　法夏三分　桔梗三分　生姜一片同煎温

服渴去法夏加麥冬八分五味丸九粒吐逆者加藿香砂仁各三分

建中大補湯

養胃開痰湯吐逆者加藿香砂仁是否脫一香字

人参二錢　蜜芪三錢　白朮土炒一錢五分　當歸一錢五分　黑姜一錢　肉桂一錢
製附子一錢　川芎八分　炙草一錢　丁香五分　生姜一片同煎温服

温表調中湯

人参一錢　白朮土炒一錢　乾姜炒一錢　當歸一錢　官桂一錢　川芎一錢
茯苓一錢　炙草一錢　蜜芪二錢　防風八分　白芷五分　丁香五分
製附子五分　生姜一片同煎温服

清表散毒湯

地骨皮八分　麥冬去心八分　花粉酒炒八分　牛蒡炒五分　連翹五分　當歸五分
朱苓四分　澤瀉四分　酒芩四分　木通四分　甘草四分　水煎温服

35

甘露回天飲

砂糖半酒杯百沸湯調服

清毒散血湯

牛蒡炒一錢 酒大黄一錢 白芍酒洗一錢 桃仁去皮一錢 酒洗紅花五分

没藥五分 乳香五分 倶用燈草研葯將熟時投入水煎温服

不用引

大連翹飲

連翹八分 柴胡八分 牛蒡炒八分 當歸八分 赤芍八分 防風八分

木通五分 車前五分 滑石五分 荆芥五分 酒芩五分 蟬退五分

四聖膏 碗豆當从豆作豌

酒梔五分　甘草五分　生姜一片同煎大便秘者加酒炒大黄

一錢五分

補中益氣湯

人參八分　當歸八分　蜜芪一錢　柴胡四分　升麻四分　川芎四分　陳皮四分

炙草五分　白朮八分土炒　生姜一片同煎温服渴加麥冬一錢　五味九粒

元參升麻湯

元參二錢　升麻二錢　甘草八分　防風六分　牛蒡六分炒　荆芥六分

水煎温服

四聖膏

冰片五厘 髮灰三分 珍珠三分 碗豆三分俱燒灰存性 用胭脂油調成膏銀簪脚挑破疔口將膏填入

拔毒散

雄黃一錢 研細胭脂濃浸水調點疔上

參歸大補湯

人參一錢 當歸一錢二分 蜜芪一錢二分 川芎八分 桔梗八分 山查八分 炙草八分 防風六分 白芷六分 厚朴六分姜汁炒 紫草茸六分 木香三分 生姜一片同煎

温服

參芪實表湯

蜜芪一錢五分　人參一錢　炙草八分　官桂八分　防風八分　白芷八分

當歸六分　川芎六分　桔梗六分　厚朴六分　木香三分　生姜

一片同煎温服

清肺湯

花粉酒洗五分　麥冬去心五分　天冬酒蒸去心五分　桔梗五分　甘草五分　當歸酒洗五分

白芍酒浸四分　知母蜜炒四分　丹皮酒洗四分　黄芩酒炒四分　引同上有髮灰

調入一錢尤妙

生肌散

地骨皮一分　炒連一分　炒黄柏一分　五倍子一分　生草等分為末摻之

廿六

37

蠶

綿繭散

出蠶蛾綿繭不拘多少用生礬研末填入燒令計（煙）盡成炭

為末

清上飲

粉葛六分 牛蒡六分炒研 連召六分 桔梗六分 酒芩六分 川連六分酒炒

花粉六分酒炒 麥冬六分去心 薄荷四分 防風四分 甘草四分 生姜一片同

煎温服

赴筵散

薄荷葉 黃柏等分為末入青黛少許和勻擦之

綿繭散燒令汁盡成灰髮皆作煙盡成炭是否

殭蠶

玉鎖匙

玉硝匙　硝當作鎖　姜蚕當作殭蠶

硼砂一錢　朴硝五分　姜ㄥ蚕ㄥ一条　氷片五厘　共為細末以紅紙搓筒如筆管樣向喉吹之

和咽湯

山豆根一錢　麥冬一錢去心　元參七分　桔梗七分　牛蒡七分炒研　防風五分　甘草五分

生姜一片同煎食遠作二三次緩緩温服

三豆漿

赤小豆一合　菉豆一合　黑豆一合以醋浸透至脹搗濃漿時以鵞翎刷之

消毒撥翳湯

38

酒連五分　酒當歸五分　酒花粉五分　炒牛蒡五分　草决明五分　桔梗五分
白蒺藜五分　菊花五分　甘草五分　蒙花四分　谷精四分　木賊四分
粉葛四分　川芎四分　羌活三分　柴胡三分　防風三分　薄荷三分
酒山梔三分　生地三分　生姜一片同煎食遠服大便秘者加酒
炒大黄一錢五分服一二劑後仍去之毒輕者不滿十劑重者
必連服數十劑可保全效

清毒保目湯

柴胡一錢　炒芩五分　炒梔三分　連翹七分　芥穗七分　防風七分　赤芍七分
炒牛蒡七分　蟬退十二个去頭足　當歸八分　生草三分　川芎七分　升麻五分

薄荷五分 桔梗八分 燈草五十根引

導赤散

木通一錢 赤苓八分 車前子炒一錢 麥冬一錢五分 生地一錢 甘草三分 人參二分

燈草引

附麻疹

痘疹形如豆麻疹形如麻皆象其形而名之也麻痘俱出胎毒然痘出五臟臟屬陰陰主閉藏其毒深而難散麻出六腑腑屬陽陽主發散其毒淺而易解臟陰多屬虛故痘可温補腑陽多屬熱故麻宜解散然麻雖屬腑而其熱毒之氣上蒸

38

於肺肺主皮毛故發熱之初雖似傷寒而肺經見證獨多嗽
咳噴嚏鼻流清涕眼胞腫泪汪面腫腮赤是也治之之法惟
在宣發其毒以盡出之於外雖紅腫之甚狀如漆瘡亦不足
慮以其既發於外即可免内攻不若痘家之必顧其收結也
此證若調治得法十可十全若調治失宜則殺人亦如反掌
蓋痲證有所大忌病家犯其所忌則至於殺人醫家犯其所
忌亦至於殺人也今標四大忌於前便知所避忌然後依方
調理庶幾萬無失一焉
一忌葷腥生冷風寒

出痲疹時誤食葷腥生冷冒犯風寒使皮膚閉塞毒氣抑
鬱必致内攻

一忌驟用寒涼

初發熱時最忌驟用寒涼以冰毒使毒氣抑遏不得出則
成内攻之患而昔人謂天氣暄熱宜用寒涼發之如黄連
解毒湯之類豈知天時暑熱非寒涼之藥所能解今驟用
寒涼恐不足以解外熱適足以阻内熱曾見有出痲甫發
而驚搐醫誤認爲急驚而用涼藥攻之遂令痲毒隱在皮
下不用後遂煩悶聲啞而斃此可知涼藥冰毒之害矣今

110

因天熱而驟用寒涼豈理也哉

一忌多用辛熱

初發熱時最忌多用辛熱以助毒如桂枝麻黄羌活之類能使毒壅蔽而不得出亦致内攻之患而昔人謂天氣大寒宜用辛熱如桂枝湯之類不知天氣大寒只宜置之燠室謹避風寒可也且天氣雖寒而人身之毒熱未必減也而多用辛熱豈理也哉

一忌用補澁

痳出之時多有自利不止者其毒亦因利而散此殊無妨

如泄利過甚則以加味四苓散與之方見痘泄條切忌用參朮訶蔻等補澁之藥重則令腹脹喘滿而不可救輕則變為休息綿綿而不已戒之戒之

附痳方痳疹初發熱欲出未出時宜用

宣毒發表湯

升麻八分　粉葛八分　防風五分　桔梗五分　荆芥三分　薄荷三分　甘草三分

牛蒡六分炒　連翹六分　前胡六分　枳殼六分　木通六分　淡竹葉八分　生薑一片同煎熱加黄芩八分炒過寒加麻黄八分

痳已出而紅腫大甚者宜用化毒清表湯

炒牛蒡八分 連翹八分 花粉八分 川連八分 黃芩八分 山梔八分 知母八分

地骨皮八分 干葛八分 元參八分 防風三分 薄荷三分 甘草三分 桔梗六分

前胡六分 木通六分 生姜一片同煎温服口渴加麥冬一錢

去心石羔一錢大便澁加酒炒大黃一錢二分利之

有毒氣流注而成利者宜用清熱導滯湯

川連一錢 白芍一錢 枳殼一錢 山查一錢 黃芩一錢 姜油朴六分 檳榔六分

青皮六分 當歸五分 連翹五分 牛蒡炒五分 甘草五分 紅多者加紅花

三分 地榆五分 澀甚者加酒炒大黃一錢二分所有各方詳見痘證内

痘出遇產

孕婦當痘正出之際忽然欲產候產育後無他恙者只宜大補氣血十全大補湯主之若腹中微痛此惡露未盡也黑神散主之

黑神散

當歸　川芎　熟地黄　青皮醋炒香附醋炙蒲黄　桂心

乾薑　水煎温服

產後出痘

婦人產後氣血已傷又遇出痘則氣血之供用難給不能領載其毒惟宜大補氣血以十全大補湯治之切不可妄

用寒凉之劑致傷生發之機也

正誼堂醫書之九（醫學心得）

醫學心得

精氣神三大藥論 一

萬物之粹美者精也。凡人精滿則氣足。氣足則神完。此三者人身之至寶。即人身之大藥也。何以言之。人之生也。精搏結而成胎。人之死也。精乾枯而成髏。凡外感內傷諸病。若止傷氣傷血猶可調理而愈。惟傷於精者。男女易成癆瘵。非藥餌所能治也。必也知其病由色慾傷精。即當遵靈飛經註云。人當塵念起時。即將正念提上泥丸。兩眼默觀片時。其心自定。泥丸宮。即顖門也。兩眼默觀。即閉目存神注於顖門也。由此行之。日積月累。精化為氣。氣化為液。補益腦髓。卻病延年。蓋人無論男女。皆有塵念。若不知戒懼。則情馳意縱。元精必洩。骨髓俱傷。又有強制其慾者。相火不清。滲溢旁光。男子

繼斷

患淋癃諸病。女子患赤白諸帶。雖與遺精血崩不同。然其受傷則一也。故知保精妙法。而收心片刻。獲益終身。此精為一大藥也。又人之生死。皆係於氣。此氣雖由五藏而生。而一呼一吸。息息與天地相通。若人不知氣之貴重。多言語以耗氣。滋情慾以洩氣。好思慮以損氣。動忿怒以傷氣。氣傷則人病。氣衰則人老。氣盡則人死矣。能知以氣補氣之法。每日應事之暇。收心靜坐。意注臍下丹田。調鼻息呼吸之氣。一出一入。綿綿自然。始則入少出多。繼則入多出少。久則不出不入。息息歸根。與精相會。如子之戀母。割断不開。非特百病皆除。延年益壽。亦可修仙悟道。從此入門。惟人行此法時。必有親侶作伴。外事不聞不問。內念勿助勿忘。閉目存神。刪除妄念。能坐一時。有一時之益。能坐半日。有半日之功。比八段錦。六字真言。一切旁門外道。大不相同。較服參苓。茹芝草。一切金石丹丸。功效大異。此氣為一大藥也。若主乎精與氣者。則惟神。蓋人身無處無神。特心為之主。故稱天君。前之保精守氣。兩純賴以神注照其中。精氣始隨之而定。若事煩念雜。則神疲。多言妄語則神耗。悲哀抑鬱則神傷。恐懼驚惶則神亂。歡樂喜笑則馳神。神既不存。精氣亦為之不聚。神若散亂。精氣即為之消亡。故知神即是藥。不假外求。能收心於腔子之內。照前養固精法。而以神主宰其中。使神與氣交。水與火濟。真陽一復。充貫百骸。無體不舒。無處不煖。一切外感。無隙可乘。一切內傷。逐日滋培。久則神與氣精。交合完固。少者無夭亡之患。老者增耄耋之期。身體康強。容顏滑澤。世間金石草木等藥。未有勝於此者。此精氣神所為三大藥也。夫人當思區區一身。父母所遺。為聖為賢。成忠成孝。皆賴此血肉之軀。以作事業。若蒲柳未秋先槁。桑榆暮景悲（堪）。弱質孱軀。虛生斯世。縱餌靈丹。祇能掃除末疾。不能裨益真元。況人生境遇不齊。豈能日事調攝哉。鄙人曾經閱歷。故盡言之。

五臟生克論 二

人身之心肝脾肺腎五臟。配天地之金木水火土五行。以腎屬水。水能生木。（肝屬木）木能生火。心屬火。火能生土。脾屬土。土能生金。肺屬金。金能生水。水克火。故腎能克心。火克金。故心能克肺。金克木。故肺能克肝。木克土。故肝能克脾。土克水。故脾能克腎。然五行之妙。生中有克。克中有生。蓋生克者皆五行之氣也故生之而其生中有克者。如水盛則木浮。木旺則火熄。火多則土燥。土重則金埋。金寒則水泣。其克中有生者。如金克木。能成器。乃結大丹。木克土。坤震合乃產一陽。土克水。不過克之而不傷。若夫五臟又有交相生者。又有互相克者。如土克水而水多不能水土融乃生萬物。水克火。水火交乃成既濟。火克金。金火并乃成四時。此生克制化皆神妙莫名。交如惟以

多潰土，土敗傾木，木旺刑金，金寒凌火，火焚灼水，是受我克者反能克我，其氣為逆，其病為重。若水涸則木萎，木衰則火息，火熄則土冷，土薄則金虛，金枯則水竭，是本體既弱不能濟土，木克土而土敗，亦能衝木，金克木而木旺，反能刑金，火克金而金寒，亦能

相生者病主危。

濟火，水克火而火衰，亦能灼水。姻水本克火，水火交乃成既濟；火本克金，金火革乃成四時；金克木，金火革乃成四時；金本克木，龍虎合乃結大丹；木本克土，坤震合乃產一陽；土克水，水土融乃生萬物。此皆生克制化神妙莫名者也。

其克中有生存

若人身臟氣調和，一切疾病無隙可入。其由外感成病者，必有太過之臟；其由內傷成病者，必有不及之臟。試觀水盛則木浮，木旺則火炎，火多則土燥，土重則金埋，金寒則水冷，人身五臟有太過者，視此矣。水涸則木萎，木衰則火熄，火微則土冷，土薄則金虛，金枯則水竭，人身五臟有不及者，視此矣。善醫者遇人之疾病，當察其臟氣之太過不及而調之使平，斯愈矣。

4

臟腑配合論　三

五臟固配五行。然人身不止五臟。而五行各有陰陽。心為丁火屬陰。配小腸丙火屬陽。肝為乙木屬陰。配膽甲木屬陽。脾為己土屬陰。配胃戊土屬陽。一臟一腑。陰陽相配。惟臟稱五。而腑稱六。似乎三焦一經。不在五行之數。然考三焦在六經中屬手少陽相火。緣君火靜而不動。賴相火代君行令。故於五府之外。加三焦合而為六。猶尚書以水火金木土穀為六府也。在人身腔子內。實有此物。內經兩言之。一為有經絡之三焦。一為上中下之三焦。人多惑之。歷代醫家未敢斷為何物。本朝直隸王清任著醫林改錯言身中有白物。如倒提鷄冠之狀。名曰氣府。註云大氣所注者。亦未明言此即三焦也。余謂形如倒提鷄冠。即焦字形也。三焦主氣。亦可名曰氣府也。其體居腸胃之外。俗名鷄冠油可剖豕腹而觀之。人人自見故內經所謂如露。如漚。如瀆而分上中下三焦者。以其氣之布化言也。所謂手少陽之脉。起於無名指。關衝穴。終於耳門絲竹空穴者。以其經之脉絡言也。其與手厥陰心包相配者。以其同屬相火。人身性命。賴此以生。故於右尺診之。天下有物者。必有一名。若有名而無物。古人其欺我哉。故余謂氣府即三焦。斯言也敢質諸古人而不謬。

火為一身之主說 四

人但知土為萬物之母。故人身五臟專重夫脾以脾能消穀而化生氣血也。不知脾土所以能消穀者。全賴夫火。天之有日。日為陽精。即火精也。照臨下土萬

滋

物淋生。人身有火。而四肢百骸。無一不温。知覺運動。無一不靈。心之火為神明。肝之火為生氣。腎之火為元陽。肺雖畏火而賴火温。脾雖屬土而實火子。火之為用。大矣廣矣。惟火宜降。不宜升。降則水府温而腎氣足。火宜藏。不宜洩。藏則陽精秘而旁光清。苦夫五臟之火上炎則為咳。為喘。為怒。為渴。為頭眩目赤。為口糜舌爛。為頭瘡。為嘔吐。為衄血。為心跳。甚者為厥。若五臟之火不足。則為寒咳。為冷痛。為四肢逆冷。為食下腹脹。為便溲清白。為陽事不起。為朝食暮吐。為鷄鳴洩泄。蓋火足則人強。火衰則人弱。火聚則人生。火散則人死。此自然之理也。善醫者於有餘之火。降之斂之。不足之火。補之益之。不可純用辛熱以助火。不可久服寒涼以滅火。此人命所關。不可不慎也。

人身應月說 五

女科醫書、有謂女身如月者。以月三五而盈。三五而缺。盈則金水旺而生光。缺則金水藏而露魄。女子稟太陰之精。年十四而經通。以水滿則溢也。此後每月行經一次。猶月三五而盈也。經行三日而止。猶月既盈復缺也。其行有過期者。有不及期者。但遲速俱在三日內。即非病也。蓋月之盈滿。有在十五日者。有在十六十七日者。非望日必在十五也。又觀海潮來時之早暮。隨月出之早晚。可知經來之時。有在早午。有在夜半。亦如潮之應月。進退有度也。然余謂人身應月。非獨女子。即男子亦然。內

充　枚

經鍼刺諸篇云。月滿無補。月虧無瀉。以月角滿。則人之氣血充。故刺法可瀉不可補。月角虧。則人之氣血減。故刺法可補不可瀉。觀鍼法之補瀉。視月魄之盈虛。則知用藥之補瀉。亦必有參觀月魄之法。惟急病急治。攻補不必拘泥。若久病之軀。有當攻者。必乘其氣血光時而攻之。始無大害。特此法特醫不知。以致實實虛虛。夭枉人命。即如治幼科虫病。宜於每月上旬七日內。日服榧子七杦。其虫可化為水。雖上旬之日。虫首向上。用藥易於見功。然上旬正當氣血漸長。故利於攻法伐耳。學醫者當悟此理。

人身虛實各異說 六

人稟天地之氣而生。天分南北。地判剛柔。生於其間者。自爾稟賦各異。且人受胎成形。有父母年壯而生。有父母年老而生。又所生之年月日時。乘五行之生旺休囚。身體即因之而分強弱。善醫者。審其平時脈象。察其臟腑虛實。斟酌調劑。貴得其平。南人固喜溫補。亦有服藥不受參芪。北方固喜寒涼。亦有患病不宜克伐。肥人多痰。亦有身體充實。絕無吐痰之證。瘦人多火。亦有面貌清臞。並非積熱之軀。或內實外虛。貌雖老而精神不倦。或內虛外實。年甫壯而氣血已枯。致病既各有由來。察脈必究其底蘊。非可概用溫補。以療南方之疾。多用芩連。以治北方以病也。余久客京師。閱人多矣。曾見一年老貴官。夏卧鐵牀。冬飲冰水。從未此搆疾。盖緣得天獨厚。異於衆人。而市肆諸醫。遂執北人強壯之説。凡遇民病。動曰瘟症。投以苦寒大劑。石膏大黄服至斤許。病勢已頻危殆。猶云藥力未充。必至氣盡身涼而後已。死者既口不能言。病家亦毫不見怪。吁可慨也。緣原其故。總因醫道失傳。脈理不講。市井謀食之徒。執一方以治諸疾。始其不夭枉人命不可得也。果能知人體虛實互異。縱遇真正瘟疫。宜用寒涼之劑。而分兩亦審重輕。俾疾病可除。而本體不傷。斯為善治。

痘症非胎毒論

世傳痘症諸書皆云痘緣胎毒伏藏於命門此臆說也黃坤載曾非之斷此證為小兒寒疫然余聞父老云漢以前無痘病自馬伏波征交趾軍士傳染延及中國以其瘡形如豆故曰痘歷代醫書又無此記載者考内經靈素諸書有疹而無痘則謂上古無痘症此說可信同治甲戌余禮闈試罷留寓京師得與大夫士交游聞蒙古部落至今尚有不出痘者但一入中國即不能免光緒八年又閱邸鈔蜀督丁奏西方喇嘛來朝求展期於春末謂西方向不出痘恐當春令染患中國之痘症也合此二說觀之益信痘毒非胎毒實由春溫之氣所釀而成如謂痘由胎毒何以上古無此症而後世有乎何以西北之人無

此毒。而中國有乎。同為父母所生。而胎毒之有無。不能如此懸絶。余謂痘病者春温病也。其病於小兒者何。蓋小兒少陽主事。少陽者膽與三焦也。膽屬陽木。三焦相火。木火之氣被冬寒抑遏。蓄之有餘。發之必暴。其病初起必發熱。三日眼淚鼻涕。皆温氣所蒸也。三日後始見點。先天之數。地四生木也。點形必圓。血色繞之。象膽形而挾肝血也。察痘證之輕重。看耳後筋紋之顏色。紅輕紫重。白者血衰。以少陽之經絡。正繞耳前後也。十三日始結痂者。以地四天八生成之數合之。正在十三日也。至壯年之人。亦有出痘者。更兼傳染温疫。故病多危殆不救。然則謂痘為温毒則可。謂痘為胎毒則不可。且俗名出痘。謂之出花。花由木生。痘由少陽木火所發。其理一也。

屬

女子多肝病說 八

肝於五行屬木。於五臟屬血。其性直。其主怒。其氣為生生之氣。其火為龍雷之火。男正乎外。遇事接物。肝木恆舒。女正乎內。寂處深閨。肝氣恆鬱。此自然之勢也。況肝賴血養。女子行經。衝任主之。而衝脈麗於肝。未有經行過多而肝血不傷者。故女子之病。多主肝經。有肝枯血少而經閉者。有肝旺血熱而經崩者。有肝氣衝胃而吐苦酸者。有肝氣衝心而成厥痛者。有肝火迫腸而病下墜者。有肝木克脾而患腹痛者。又有男女年長婚配愆期。肝鬱生火而為癲狂之證者。凡遇以上諸證。皆以舒肝散氣養血清火為主。雖形體羸瘦。初治亦忌參芪。追抑鬱潛消。投方須兼四物。若肝強脾敗。飲食不思。培土乃可生木。肝實肺

9

虛。咳嗽不止。滋水方能養金。肝熱骨蒸者。血必瘀而不行。治宜行瘀退熱。肝勞虫生者。食雖入而不化。法當健脾殺虫。若骨瘦如柴。面白若紙。此生氣已竭。病入膏肓。雖有和緩。不能救也。

舌苔舌胎辨 九

凡病證繁雜。須驗之於舌。平人之舌。淡紅有苔。病人之舌。厚膩生苔。名曰苔者。以舌之皮面微毛微刺。如溼地之生苔也。苔色鮮紅者。心經有熱。紫赤者為熱甚。苔色純青者。肝經病也。青而潤為肝寒。青而乾為肝熱。苔色烏黑者。腎經病也。黑而潤為腎寒。黑而焦為腎熱。苔色粉白者。肺經病也。白而潤為肺溼。白而乾為肺燥。苔色黃者。脾經病也。淡黃者病淺。深黃者病重。黃而

熱　斷　斷　隱

潤為溼熱。黃而乾為熱極。又有色如豬腰。淡紫而潤。不破不裂者。屬腎寒。色如荔枝。乾紫有刺。欲捲欲縮者。為肝熱。藍色綠色。將變黑之徵。肝病及腎也。烏色灰色。少淡紅之質。腎病克心也。又有兩截。苔尖紅根黃。心胃皆熱。尖白根黃。邪半入裏。凡病舌不宜光淨而無苔。不宜斷裂而雜苔。不宜萎爛而似苔非苔。蓋光淨無苔者。胃陰之竭也。斷裂雜苔者。臟腑之損也。萎爛而似苔非苔者。氣血之敗也。若夫舌色深隱。不在皮面。洗之不去。拭之不退。如胎孕之蘊含在中者。謂之舌胎。大抵黃黑二色為多。亦惟黃黑二胎為重。病者一現此胎。急用青布蘸薄荷水拭之。若拭之漸退者。病猶可療。若旋退旋生。日久不退者。不可治也。又胎純白者無血。純紅者瘟毒。臟腑損者。胎如青蛙之腹。真陰竭者。胎如然

10

木之炭十不救一。醫者須知。

治病必相天時察地理說十

天有寒熱温涼。地分剛柔燥溼。人在覆載之中。秉天地氣化而生。故疾病因之各異。如春行温令。病亦多温。夏行火令。病亦多熱。長夏行溼令。病亦多溼。秋行燥令。病亦多燥。冬行寒令。病亦多寒。此理人人皆知。惟年歲有五運六炁。因支干而生變化。運氣逢天符歲會。合支干而成一令。無論五行何屬。俱為太過之年。所生疾病怪怪奇奇。傷人最多。如光緒戊寅歲夏。京師大疫是也。按內經五運六氣篇。戊癸化火。是干屬火也。寅申少陽相火。是支屬火也。戊為陽干。火屬有餘。時逢夏令。火正當權。是以災疾應之。凶惡可畏。又按經云。戊午。乙酉等年。為天符歲會。以戊化

溼

陽火午為君火乙化陰金酉為燥金年干為天年支為歲符會者即干與支字皆屬一令也凡遇此年等疾病尤甚至地氣所生諸病如南方多傷寒北方多溫病山居者患風水居者患溼滇黔多病瘴粵東多病癘兵燹之區飢饉之地多瘟疫一時有一時之病一方有一方之疾醫士多僻處一隅不能遨游四方編閱諸證往往拘守成見訾詆方書遵仲景之法者遇瘟病而棘手守河間之術者治傷寒而無功不知仲景之書包括一切河間之論救濟一時內傷諸證治法今古相同外感雜病辨證隨時各異緣天時地理之不同故醫者貴圓通而善治耳

雜病必得綱領每病必分寒熱說　十一

有一病即有一證醫者見寒治寒見熱治熱見外感則治外感見內傷則治內傷

下士能之不足貴也惟病證不一有先外感而後內傷者有先內傷而後外感者有寒中夾熱熱中夾寒者有新病未已舊病復發者有此病未除彼病復增者病人既不知其由醫家亦莫名其妙用藥不中竅竅固難奏功開方彙集多品亦未合拍必也詢其始生何病繼增何病審其先起何經後連何經任他變幻多端必有主腦所在或舍緩而治急或舍重而治輕或舍本而治末或舍舊而治新或先固內以禦外或先損上以益下提綱挈領俾易治者隨手見功即難愈者亦漸次獲效猶夫堪輿家相地每見一山無論其枝脚多般千態萬狀總是認真巒頭尖者為火圓者為金直者為木方者為土曲疊者為水巒頭之五行既審然後依龍尋穴自然得其指歸至於寒熱二字疾病之大關鍵也勿論何

繼

變幻

病勿論何脈總要探討此二字消息吾心先有主宰開方用藥始能與病相投入口立效如咳嗽病須分寒咳火咳腹痛病須分寒痛火痛洩泄病有水瀉火瀉頭痛病有寒疼火疼推之百病皆然不能悉數惟以脈之數遲勢之緩急面色之清濁舌苔之黄白種種辨之自不致寒熱混淆病機舛錯矣

醫學論 十二

醫學之源始於神農嘗百草黄帝著内經唐虞以後世習此業者當不乏人特祖龍肆虐書籍被焚天開炎漢篤生仲景張師繼往開來特著傷寒論金匱諸書而醫法大備自漢迄晉華陀扁雀治術稱奇叔和紫虛脈理大闡唐宋元明以來醫書亦當充棟名醫代有其人乃傳誦弗衰

繼

12

奥

者。祇有朱丹溪李東垣劉完素張子和諸君。膾炙人口。緣史冊紀載精于醫者。多賢士大夫之徒。亦多方外者流。故其名非世俗所知。余生也晚。幼遭顛沛。家藏醫林書籍。經兵火而蕩然。近寓京師。重理世業。博覽方書。竊見醫學之源。創自神聖。醫書之備。莫如 本朝。 御製醫宗金鑑。其中刪繁訂謬。博採名言。集治法於鴻篇。闡心傳于粤旨。百代以後。始知有醫學正法。篤信而遵行之。自無流弊。但宇宙廣矣。生民衆矣。一方有一方之病。一時有一時之疾。聰明之士。各本師傳。以行其術。故治病既實有閱歷。著書亦不可厚非。如傳青主精習女科。吳鞠通辨論瘟證。徐靈胎難經經釋。黃坤載四聖心源。王宏緒之外科。葉天士之醫案。皆聰明絕世。超越古今。故以術活

薄

人。歷有成效。余謂後之業醫者。讀內經靈素。金匱傷寒論諸書。為恚。遵醫宗金鑑一書為用。再參以女科仙方。溫症條辨。外科全生。臨證指南。徐氏黃氏著書。各八種。皆精習而熟玩之。至藥性有當考者。觀本草綱目。形體有分屬者。閱東陽尊生。皆宜購置案頭。時備考察。若夫陳修園著書八種。亦仕宦中所難得者（旁改：之名醫）也。惟鄞薄吳醫。褒（旁改：譏）貶往哲。尚乏知人論世之識。余心服其學。而不服其言。閱公餘八種者。自知其底蘊也。

13

緊數脈辨 十三

脈之最易惑人者，緊數二脈是也。緊似乎數，而牽連絞急，中帶絃形。數類乎緊，而勢疾形尖。一息六至。惟外感傷寒，初起左手三部，脈緊中帶數。緊為外寒，數為內熱，以寒水而侵太陽膀胱，與小腸俱病，其脈緊多而數少。故宜麻桂温藥汗之。外感春温，初起左手三部，脈數中兼緊，數為內熱，緊為外寒，以風木而生相火，肝膽與三焦俱病，其脈數多而緊少。故宜柴葛荊防涼藥散之。除冬春外感二證。若夏熱與天行瘟疫，熱多寒少，兩手之脈，皆數而不緊矣。內傷證有寒中夾熱者，亦以此二脈辨。

弦脈辨 十四

虛熱

弦脈雖屬肝經。而主病不一。如傷寒、傷暑、瘧疾、肝勞、氣虛、內寒、傷風、傷溼、傷食、色欲諸病。皆有弦脈。不可不辨。夫傷寒之脈弦者。左手三部浮緊而弦也。且有頭痛發熱惡寒諸外證。傷暑之脈弦者。乃弦細芤遲也。且時當暑令。有發热惡寒。身重而痛諸外證。瘧證之脈弦者。乃弦而兼數。且有寒热往來。發作依時之外證。痰飲之脈弦者。金匱偏弦者飲也。乃一手脈弦。內有隱痛。且見咳嗽多痰之外證。肝勞之脈弦者。乃久病之體。六脈枯弦。不潤。且見夜晚發热。或咳或利。不能飲食諸外證。氣虛之脈弦者。乃先天不足之體。或大病之後。六脈弦軟無力。且見短氣疲倦諸外證。內寒之脈弦者。經曰雙弦寒深。乃兩手脈皆弦也。或一手之中脈分兩線。亦名雙弦。且兼飲食不下。腹中疼痛諸證。傷風之脈弦者。辨證錄曰。弦脈主風。在春令為肝之正脈。若三時見之。皆以風斷。然必弦而帶浮始確。經曰風令脈浮也。溼病之脈弦者。乃弦細而緩。且兼身體沈重。諸證。傷食之脈弦者。脈訣云弦上寸口者宿食也。色欲之脈弦者。脈訣云。肝脈弦上魚際。主欲火上升。男女須急為婚配。痛病之脈弦者。乃弦而急。弦而緊。如脈訣浮弦頭痛。沈弦腹痛是也。若弦而勁者。是肝之死脈也。見於右關為木克土。亦主凶。外有長脈似弦。細脈似弦。牢脈似弦。衝脈督脈。直上直下。似弦。任脈寸口緊細實長。至中關皆似弦。非弦之脈。亦必兼外證。辨之。

伏脈辨 十五

六脈沈極為伏。然有氣血寒熱陰陽水食痰鬱諸症之不同。伏脈之屬氣者。訣云下手脈沈。便知是氣。此氣鬱之伏也。伏脈之屬血者。女子經行之期。肝腎二脈。多沈濇細弱。重按始見。此血虛之伏也。伏脈之屬寒者。初受表寒。火邪內鬱。不得發越。陽極似陰。故脈伏必有大汗而解。此邪盛

隱

正虛外寒之伏也。夾陰傷寒症。先有伏陰在內。復感外寒。陰盛陽衰。四肢厥逆。須投姜附。灸關元穴。脈乃復出。此內寒之伏也。伏脈之屬熱者。鬱熱極深。外證唇紅口燥。目赤神昏。便閉飲冷。脈氣沉伏。重按偶現洪滑有力。此熱極蒹痰之伏也。伏脈之屬陰者。平人生來之脈。無病則隱。或一手無脈。或兩手無脈。即反關尋之。亦不可得。此六陰之脈也。伏脈之屬陽者。一人病頭痛。囟涼。昏重惡風。常以物蒙其首。便閉不通。右寸重按洪滑。餘脈沉伏不見。必服大黃芒硝多劑始愈。此陽症夾痰之伏也。伏脈之屬水者腫病

16

眼下如臥蠶冥起。腹大。頸脈跳動。頭面一身。俱腫。按之脈不出。或肝腎脈不見。經曰肝腎並沈為石水。此水病之脈伏也。伏脈之屬食者其脈兩寸沈伏。外證心下痛。欲吐不吐。常嗢嗢者。用藥吐之而愈。此食鬱之脈伏也。伏脈之屬痰者。老痰積聚。閉塞經絡。其脈初按不見。重按洪滑。外證神氣不清。或顛狂妄語。如見神鬼。現諸怪症。不可名狀。此痰症之脈伏也。伏脈之屬鬱者。心脈伏為火鬱。肝脈伏為木鬱。腎脈伏為水鬱。肺脈伏為金鬱。脾脈伏為土鬱。治法火鬱者發之。木鬱者達之。水鬱者解之。金鬱者泄之。土鬱者奪之。此欝症之脈伏也。伏脈之屬痛者。霍亂病嘔吐腹痛。兩關脈不見。疝瘕症臍下痛。兩尺脈不見。痛止其脈乃出。此痛症之脈伏也。又有兩尺無脈。經曰上部有脈。下部無脈。其人當吐。不吐者死。上部無脈。下部有脈。雖困無所害。此伏脈之辨也。

外感內傷辨　十六

傷於風寒暑溼燥火六淫之疾為外感。傷於七情喜怒哀樂悲恐驚。五勞久坐久立久行久臥久視。及飲食色慾之疾。為內傷。其證不可不辨。凡外感惡寒。絮火不除。內傷惡

澹

寒。得煖便解。外感發熱。熱甚無休。內傷發熱。時熱時止。外感頭痛。連痛不停。內傷頭痛。乍痛乍止。外感則鼻塞不通。內傷則口痰無味。外感則手背熱。內傷則手心熱。外感則人迎脈盛。內傷則氣口脈盛。

惡寒證辨 十七

傷寒論。發熱而惡寒者。發於陽也。無熱而惡寒者。發於陰也。又曰身大熱而反欲近衣者。熱在皮膚。寒在骨髓也。身大寒而反不欲近衣者。熱在骨髓。寒在皮膚也。○傷寒太陽症惡寒。必兼頭痛。發熱。項強。無汗者為傷寒。有汗者為

熱

傷風。陽明症、惡寒不過背欲惡寒。必兼口渴鼻乾。身热目痛此。症已屬陽明。而太陽表症未罷也。少陽症、惡寒必是寒热往来。如瘧。傷寒陰症惡寒。絶不發热。○瘧症惡寒。必發作有時。先寒甚而戰慄。後即發热汗出而解。或一日一作或。間日一次。此瘧之正證。若先熱而後惡寒者。又屬温瘧證。○温病惡寒有忽寒忽熱。片時數易。奇怪莫惻者。此亦温瘧兼風證。○雜病惡寒。有子午時惡寒片刻。即發热片刻。形容憔悴。面無血色。男子遺精失血。女子經水不來。此陰虛勞弱證。○雜病有背心寒如掌大者。此水氣證。○

發熱證辨 十八

外感傷寒太陽症發熱兼惡寒頭痛。表證也。傷寒陽明症。日晡發熱。謂之潮热。胃實證也。春温發熱。惡風有汗。瘟疫發热大渴多汗。傷暑發热。脈虚無力。溼温發熱。瀉痢口渴。内傷飲食勞倦發热。其症晝夜兼热。或晝重夜輕。口中無味。右寸脈大。是陽虚證。内傷色慾。午後發热。至夜半止。口中有味。脈数無力。是陰虚證。○五臟病發熱。心經之热。热在血脈。日中甚。其人面赤。心煩。喜哭。瘡瘍。自汗。掌中热口舌乾是也。○肺經之熱。热在皮毛。日西甚。上氣喘急。咳嗽

澀濇

咽痛。肩背痛。鼻流血。是也。○脾經之热。热在肌肉。夜晚甚。怠惰嗜卧。面黄腹脹。口甘流涎。體重易飢。若不能食者。必有宿食也。○肝經之热。热在内下。寅卯時甚。脇痛目疼。頰腫。頭暈。筋急。多怒。是也。○腎經之热。热在骨髓。亥子時甚。兩手足心如火。多睡溺澀。口乾足腫。是也○雜病發热。有因汗吐下後。津液過傷。五内枯燥。是虚热也。有氣虚發热。無頭痛外感脈症。但午後身涼。發热片時。此參芪證也。有血痨發热。下午發热。前半夜更热。後半夜热退。此是心下血府之血瘀也。瘀之輕者。惟日落前後發热一兩時即退。有心

下如火。而身不熱。在傷寒温熱等病。為熱毒證。火病人虚
心下如火。多屬腎不交心。水不濟火。為陰虚證。有腹熱如
火。且兼脹滿。此脾腎兩經欲絶。病由飲食傷脾者。尚可治。
若溼熱發黄者。不治。有風熱病發熱。如頭目腫痛眩暈。眼
昏。目赤。耳聾。鼻塞。口燥。舌乾。疹班。皆風火炎上之熱也。有
痰熱病發熱。如咽痛喉痺膈噎。胸痞顛狂驚悸。皆痰火凝
滯中焦之熱也。有溼熱病發熱。如泄瀉下痢。水腫鼓脹。黄
疸白濁疝。痛脚氣。腰痛膝疼。皆溼熱下注之熱也。